栄養満点、野菜たっぷり！

かんたん　おいしい
健康スープ

著　芹澤ともみ（管理栄養士）

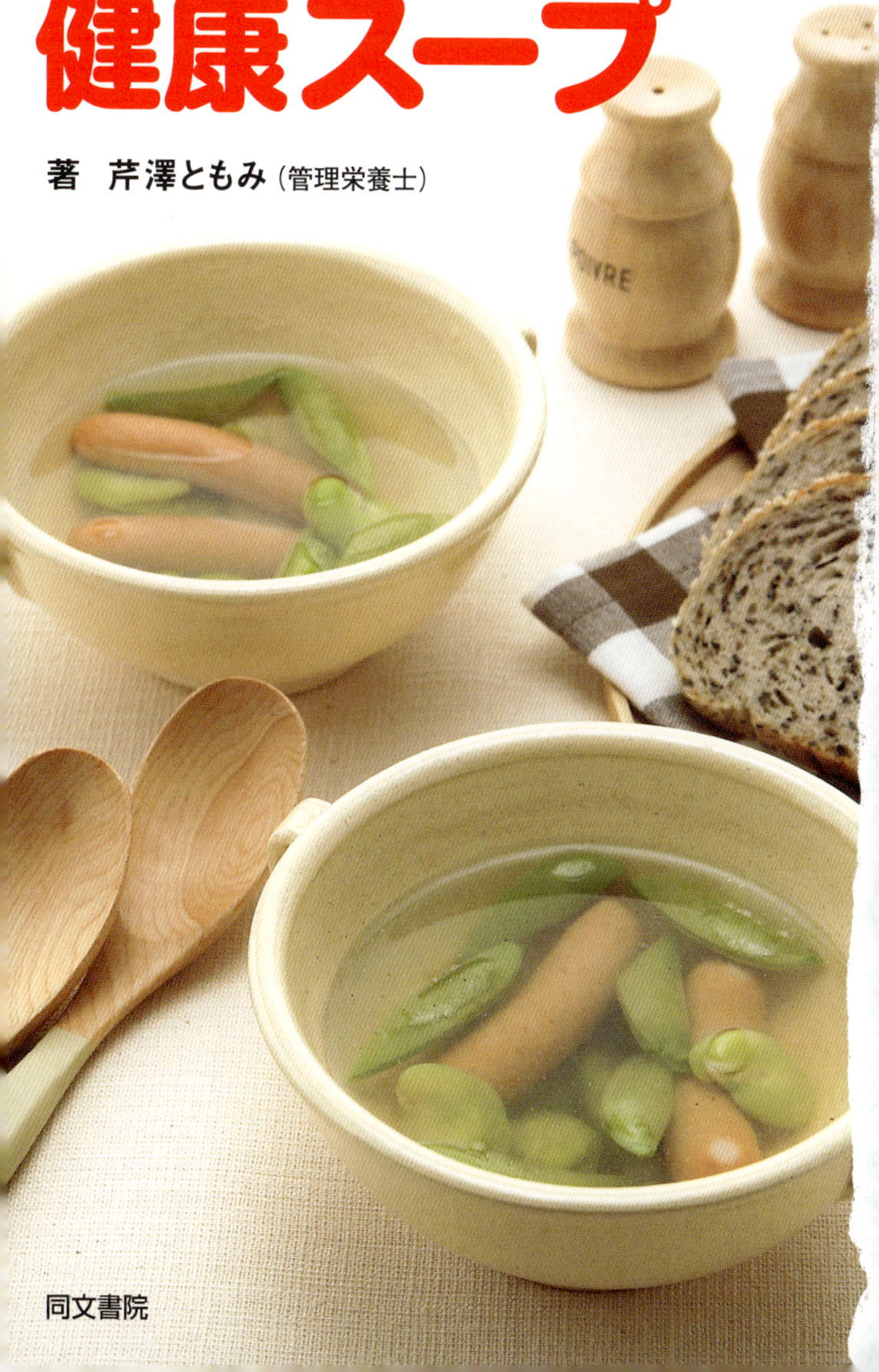

同文書院

はじめに

みそ汁は日本の代表的な「おふくろの味」のひとつですが、海外でも「ママの味」にスープ類を挙げることが多いようです。ある国では鍋のようなものだったり、ある国ではちょっとした主食代わりだったり……。形は違えど、スープは家庭的な一皿といえるでしょう。

ところで近年、スープが見直されています。昔は食糧が少なかったこともあり、簡単にできて、胃袋を満足させるものという意味合いで作られることが多かったようですが、今は少し違います。食事の意味が見直されるようになって、スープの「温かさ」が注目されているのです。

最近は、家族全員で食卓につける機会が少なくなりました。ひとり冷めた食卓に向かうのは味気ないものですが、せめてスープだけでも火にかけ直せば、温かい食事に早がわりし、ほかの家族と同じ味を味わえます。それはどんなテイクアウトにも勝る家庭の味ですね。

一汁三菜が食事の基本ですが、今は作り手も忙しい時代。すべてを手作りするのは、なかなか難しいと思います。でも一汁一菜だけでも家庭で作るように心がければ、栄養面も温かみもかわってくると思いませんか？

この本でご紹介したスープが、読者の方々やご家族の心と体を温められるよう、切に願っております。

著者　芹澤ともみ

目次

第2章　症状別 健康スープ

STAFF

レシピ作成● **芹澤ともみ**(管理栄養士)

料理制作・スタイリング● **澤山律子**(栄養士)

料理制作アシスタント● **菊池理恵**

撮影● **溝口清秀**(千代田スタジオ)

イラスト● **小野正統**

装丁・本文デザイン● **清原一隆**(KIYO DESIGN)

校正● **夢の本棚社**

編集担当● **篠原要子**

この本の使い方

・料理の材料はすべて2人分です。栄養価表示（エネルギー量等）については1人分を表示してあります。

・1カップは200mL（cc）、大さじ1は15mL（cc）、小さじ1は5mL（cc）です。

・材料のg表示は、皮やへたなど、レシピ手順通りに廃棄したうえでの正味量です。

・だし汁については、特別な表記のない場合は、昆布と削りがつおでとったものです。市販の風味調味料を使用する場合には塩分も加わりますので、みそや塩の量を調整してください。

・固形コンソメや鶏ガラだしの素は、市販品を使っています。今回は固形タイプ1個=4g、食塩相当量が2.3gのものを使用しました（商品によって、食塩量が異なります。味見をして調整するようにしてください）。

・みそなどは一般的なものを使用していますが、商品や地域によって差が出ます。また、塩についても小さじ1/2などの場合、自然塩と食卓塩では差が出る可能性がありますので、少なめに入れて味見をしながら加減してください。

・鍋の種類やコンロの火力により、調理時間などが異なります。また、厚手で保温性に優れた鍋を使用した場合、火を止めてそのままにしておくと具材が軟らかくなり過ぎることがありますので、火の通りやすい材料を使用する場合は、形崩れなどに注意してください。

・すべてのスープレシピは健康を意識して考えられていますが、材料の特徴により食塩量が多めであったり、脂肪分が高めなものもあります。自分の体調や状況に合った材料に代えるなどして作ってください。また、体質や体調によって効きめが異なります。下痢や不快な症状を起こしたときは、分量を調整したり、食べることを中止してください。なお、病気治療中の方は、必ず医師の指示に従ってください。

第1章

食品別 健康スープ

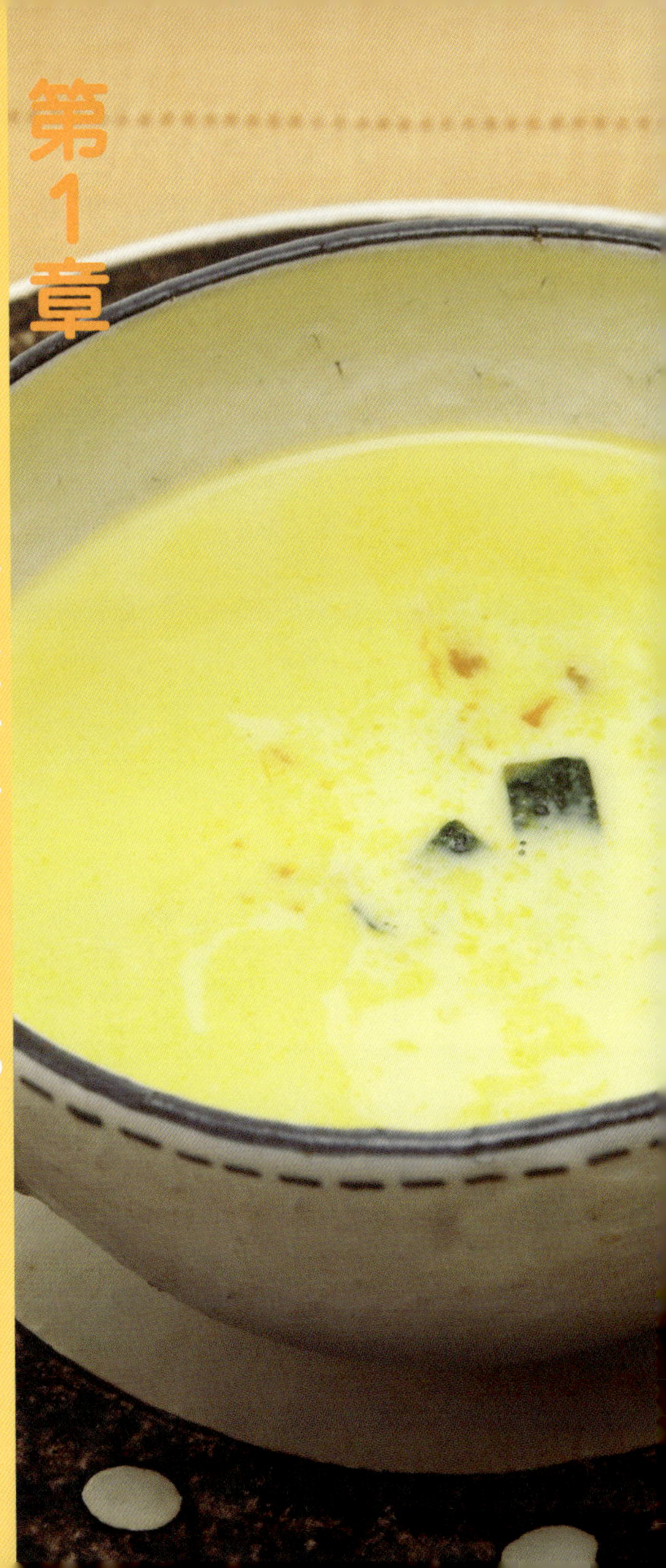

春 夏 秋 冬

アスパラガス

豊富なアスパラギン酸が疲労回復に役立つ

アスパラガスと押し麦のスープ

作り方はP.12

おもな栄養素	予防・改善
アスパラギン酸	疲労回復
ビタミンE	高血圧症
ルチン	美肌
ビタミンC	血管強化
など	など

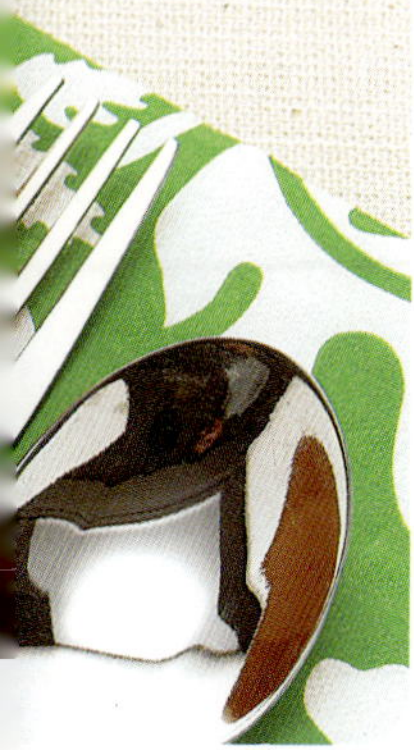

●栄養素と働き

アスパラガスが多量に含むアスパラギン酸は、新陳代謝を促し毒素の排泄を助けるので、疲労回復や、美肌作りに効果的です。また、抗酸化作用のあるビタミンA、C、Eや貧血予防に効果のある葉酸などをバランスよく含んでいます。

　そばの栄養素としても有名なルチンもあり、高血圧予防や循環器疾患の予防も期待できます。ルチンはビタミンCとともに働きますが、もともとアス

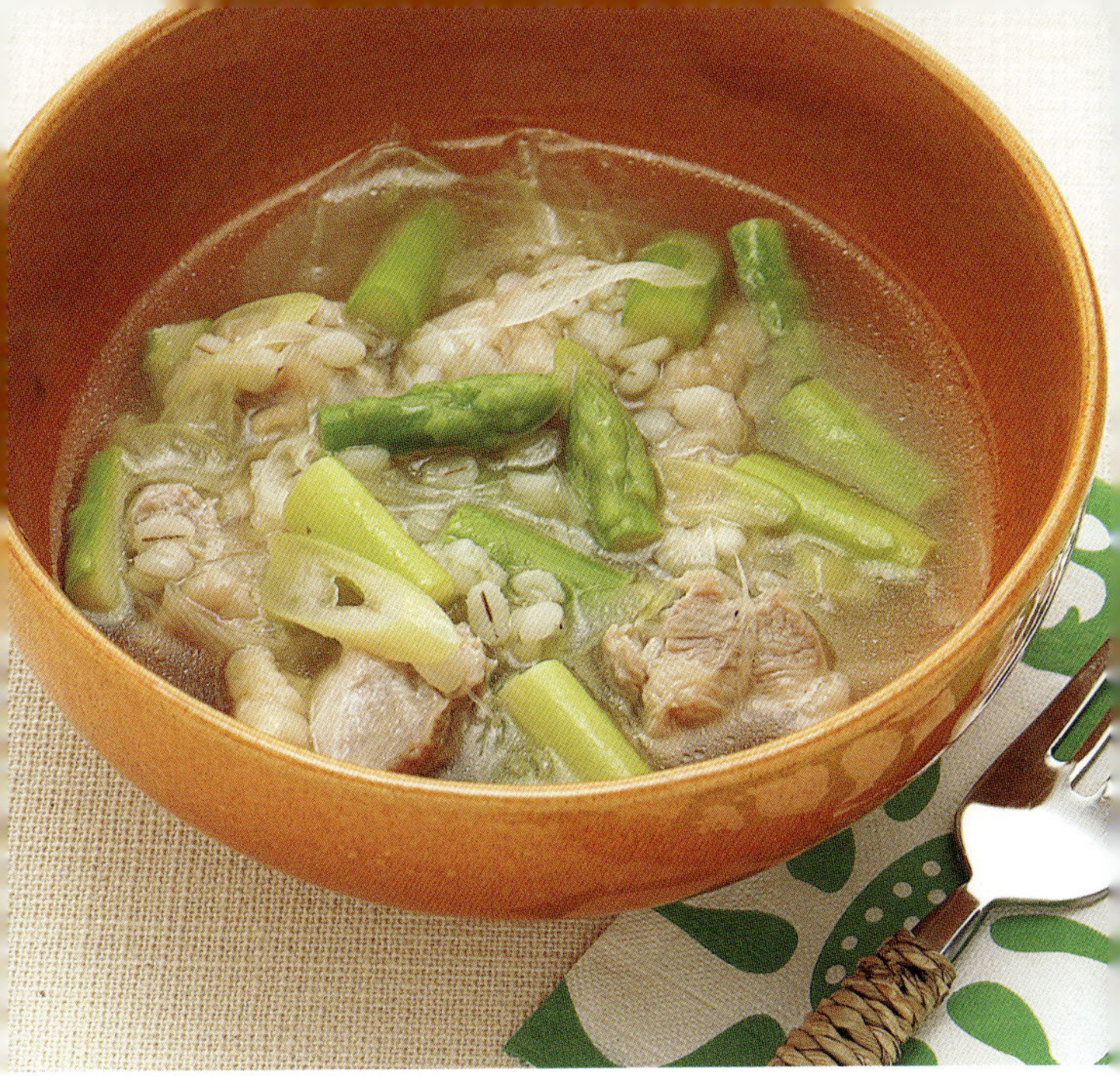

パラガスに含まれている量では不十分なので、さらにビタミンCを組み合わせてとるとよいでしょう。

●選び方・保存方法

穂先がぴんとしていて、しおれていないものを購入する。また、劣化とともに曲がってくるので、できるだけまっすぐなものを選ぶとよい。日が経つと苦味が増すので、早めに使うようにする。

●スープにしたときの注意点など

ルチンやビタミンCなどの栄養素は水に溶け出しやすいのでスープにして煮汁ごといただくとよい。

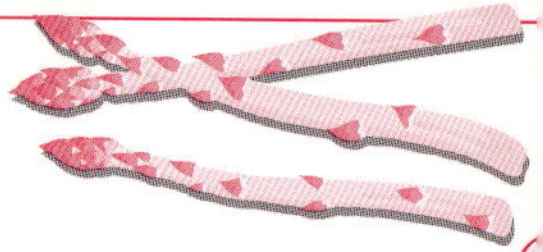

アスパラガスと押し麦のスープ

エネルギー	脂質	コレステロール	食物繊維	食塩
164 kcal	7.3 g	49 mg	2.3 g	1.5 g

材料（2人分）

アスパラガス60g　押し麦大さじ3
鶏もも肉100g　ねぎ30g　固形コンソメ1/2個
水500mL　塩·こしょう各少々

作り方

① アスパラガスは洗って、硬い部分を切り落としてはかまを取る。縦半分にしてから2cmに切っておく。押し麦は茶こしなどに入れてさっと洗う。鶏肉をひと口大、ねぎは薄い斜め切りにする。
② 鍋に固形コンソメ、水、鶏肉を入れて火にかける。煮立ったら押し麦を入れて弱火にし、ふたをして15分煮る。
③ ❷にアスパラガスとねぎを加え、塩、こしょうで調味する。5分程煮たら火を止める。

Memo

·表示のエネルギー量は、鶏肉が皮つきの場合。皮を取り除けば－54kcal、脂質は－5.4gとなる。

·鶏肉のたんぱく質やアスパラガスのアスパラギン酸が、疲労回復に役立つ。

アスパラガスのヨーグルトクリームスープ

エネルギー	脂質	コレステロール	食物繊維	食塩
140 kcal	11 g	14 mg	2.0 g	0.5 g

材料（2人分）

アスパラガス150g　たまねぎ80g
オリーブ油小さじ1　水200mL
固形コンソメ1/2個　生クリーム40g
ヨーグルト（無糖）大さじ1·1/2

作り方

①アスパラガスは、下の硬い部分を切り落とし、はかまを取り1cm幅に切っておく。たまねぎは繊維を断つ方向で薄切りにする。
②鍋にオリーブ油を入れて火にかけ、たまねぎをこがさないように炒める。しんなりしてきたらアスパラガスを加えて炒める。
③水と固形コンソメを加えて、沸騰したらふたする。弱火にし、10分ほど煮て火を止める。
④❸のあら熱が取れたらミキサーにかけ、裏ごしする。冷蔵庫で冷やし、生クリームとヨーグルトを加える。

Memo

·アスパラガスがたっぷりの栄養価が高いスープ。
·ヨーグルトの酸味が効いているので、塩分が少なくてすむ。

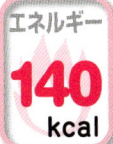

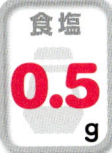

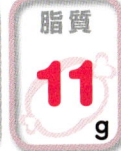

春 夏
秋 冬

キャベツ

胃や肝臓をいたわり、免疫力を高める

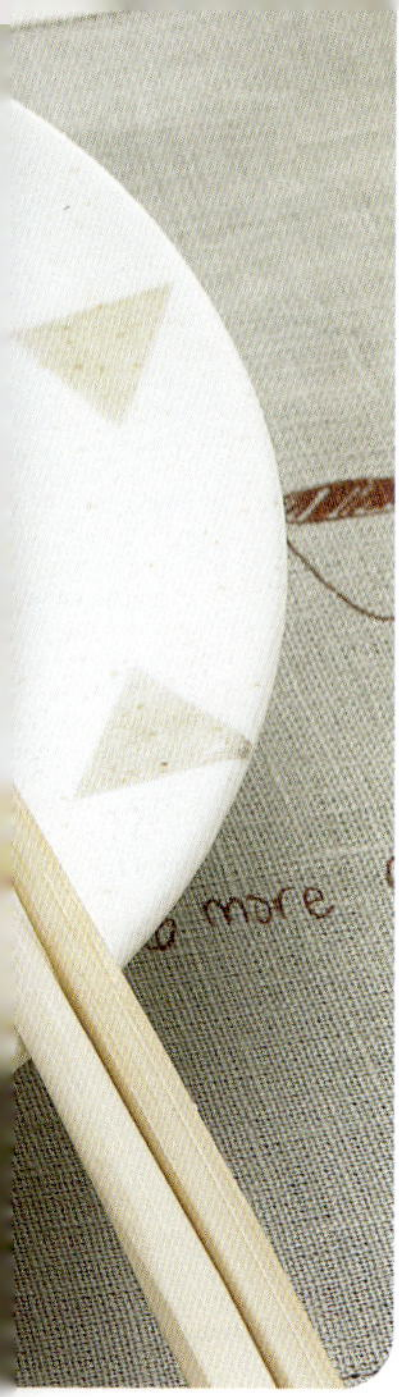

和風ふわふわロールキャベツ

作り方は **P.16**

おもな栄養素	予防・改善
ビタミンC	胃炎
ビタミンU	胃潰瘍
ビタミンK	脂肪肝
カリウム	免疫増強
食物繊維	骨粗しょう症
など	など

●栄養素と働き

キャベツの特徴的な栄養素として、ビタミンU（スルフォニウムクロライド）があります。これは胃粘膜保護作用・修復機能があるうえ、肝機能も向上させ、肝臓に脂肪が沈着するのを防ぎます。

また、ビタミンCも多く含まれているため抗酸化作用が強く、免疫力を高めたり、美肌効果も期待できます。少しずつでも頻繁に摂取するとよい野菜です。

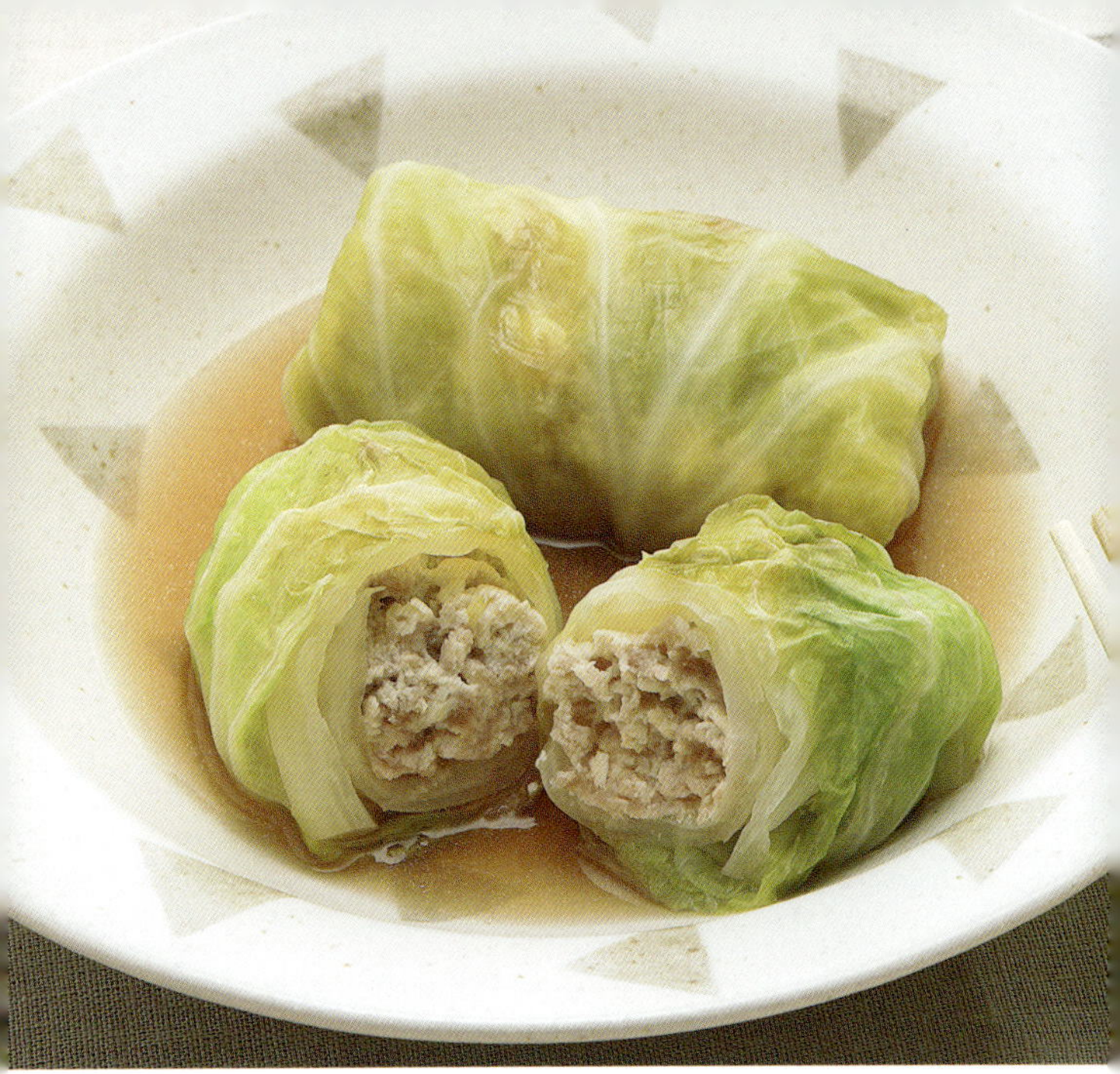

　ほかにも骨を強くするカルシウムやビタミンK、余分な食塩を排出し高血圧を予防するカリウム、食物繊維など幅広く含まれています。

●選び方・保存方法

　葉がぎっしりと巻いていて、もったときに重みのあるものを選ぶ。色は濃いほうがよい。

●スープにしたときの注意点など

　ビタミンUもCも水溶性なので、生食が一番とされているが、スープにして汁ごと飲めば、流れ出てしまった栄養素もとることができる。

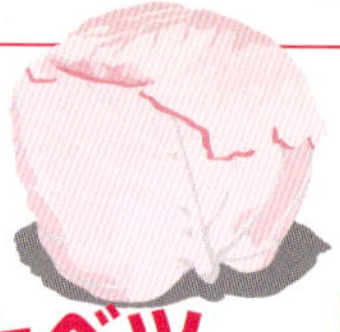

和風ふわふわロールキャベツ

エネルギー	脂質	コレステロール	食物繊維	食塩
190 kcal	7.6 g	38 mg	1.6 g	2.7 g

材料（2人分）

キャベツ4枚　木綿豆腐150g　鶏ひき肉100g
ねぎ20g　しょうが汁小さじ1/2
Ⓐ[片栗粉大さじ1　塩小さじ1/3　砂糖小さじ1/2
しょうゆ小さじ1/2]
Ⓑ[だし汁300cc　酒大さじ1·1/2　うすくちしょうゆ大さじ1]

作り方

①豆腐は水気をきり、ペーパータオルにくるんで皿などで重しをする。約1時間置いたらボウルに入れてつぶす。
②キャベツをしんなりする程度にゆでて、ざるに上げて冷ます。芯の厚いところはそぎ、細かく刻んで❶に入れる。ねぎはみじん切りにしておく。
③❶に、鶏ひき肉、ねぎ、しょうが汁を入れてよく混ぜる。粘りが出てきたらⒶを加えてさらに混ぜ、4等分にしておく。
④キャベツの芯を手前にして広げ、❸をのせて巻く。
⑤鍋にⒷの材料を合わせ、❹を並べて火にかける。沸騰したら弱火にして15～20分煮る。

キャベツのトマトジューススープ

エネルギー	脂質	コレステロール	食物繊維	食塩
242 kcal	14.7 g	22 mg	5.2 g	2.4 g

材料（2人分）

キャベツ3枚　ベーコン2枚
マッシュルーム（水煮缶詰）50g
大豆（水煮缶詰）80g
トマトジュース（無塩のもの）1カップ
パセリ（葉）適量　固形コンソメ1個
水·牛乳各1カップ

作り方

①キャベツは芯の部分を薄切りにし、葉のところをざく切りにする。ベーコンは細切りにする。
②鍋を中～弱火にかけ、ベーコンをゆっくりと炒めてカリカリにする。その油でキャベツ、マッシュルーム、大豆の順に加え、炒める。
③油がなじんだらそこにトマトジュース、水を加え沸騰したところで固形コンソメを入れる。
④3分くらいゆでたら牛乳を入れて、再度沸騰したら火を止め、みじん切りにしたパセリをふる。好みでこしょうを加えてもよい。

Memo

·大豆の代わりにミックスベジタブルを使ってもよい。

春 夏 秋 冬

そら豆

運動後の疲労回復にぴったり

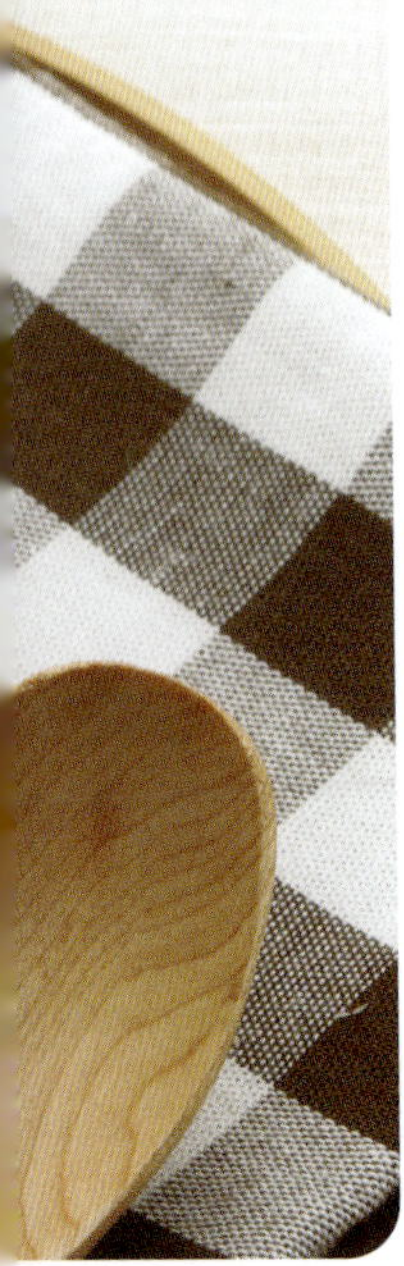

そら豆とソーセージのスープ

作り方は P.20

おもな栄養素

ビタミンB_1
ビタミンB_2
ビタミンC
銅
レシチン
カリウム
など

予防・改善

高血圧症
疲労回復
動脈硬化
むくみ
など

●栄養素と働き

そら豆は、たんぱく質が豊富なうえ、ビタミンB_1、ビタミンB_2も多いので、疲労回復効果や抗酸化作用があります。そのため、運動後に摂取するとよい食品のひとつに挙げられます。

また、豆類に共通することとして、脂質中にレシチンが含まれています。レシチンはコレステロールの代謝を助けたり、血栓ができにくくしたりするので高血圧の予防に効果のあるカリウムと併せて、心疾患の予防も期待でき

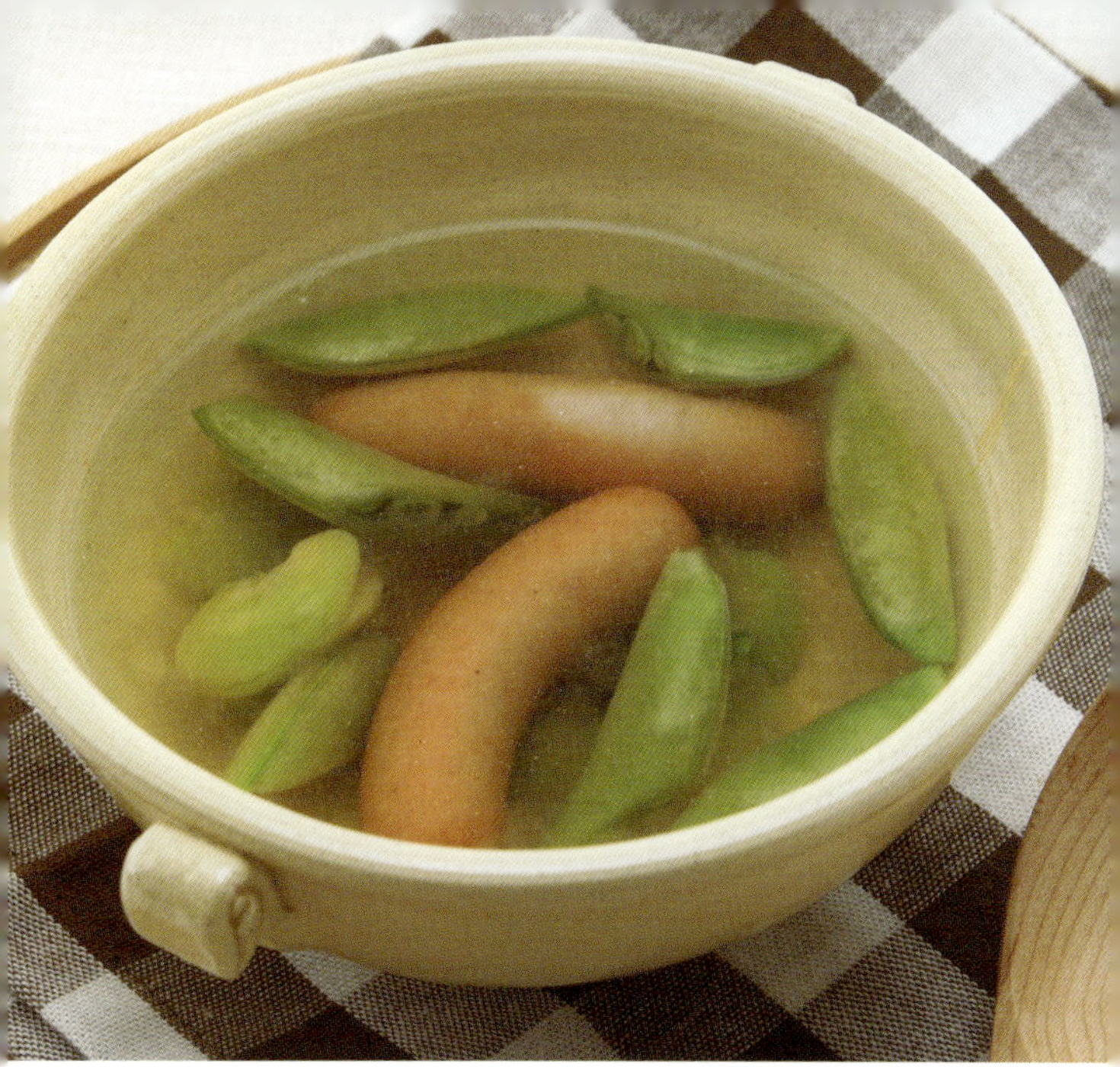

ます。

なお、東洋医学では水分代謝をよくして、むくみを改善するともいわれています。

●選び方・保存方法

さやをむいてしまうと、水分や甘みが低減するので、できるだけさやつきを買うようにする。さやが水分を含み乾いておらず、しっかりとしているものは鮮度がよい。

●スープにしたときの注意点など

独特の豆くささが気になる場合は、少量の酒を加えて下ゆでをしておくとよい。

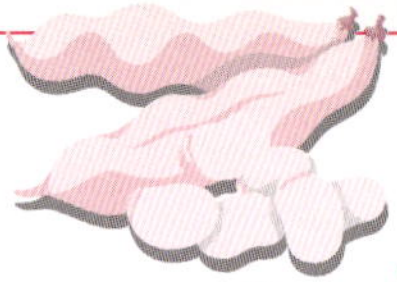

そら豆とソーセージのスープ

エネルギー	脂質	コレステロール	食物繊維	食塩
231 kcal	9.2 g	17 mg	3.3 g	1.4 g

材料（2人分）

そら豆（さやをむいて）100g　スナップエンドウ6本
ウインナーソーセージ4本　水380mL
固形コンソメ1/2個　塩･こしょう少々

作り方

①そら豆は黒い筋の部分に切り目を入れる。スナップエンドウは両側の筋を取り、斜め半分に切る。
②水500mLに対して酒40mLと小さじに1の塩（ともに分量外）を加えた熱湯でそら豆を2分間ゆで、あら熱が取れたら薄皮をむいておく。
③鍋に水と固形コンソメを入れて火にかける。沸騰したらソーセージとスナップエンドウを入れ、少しずらしてふたをして、3分間煮る。
④そら豆、塩、こしょうを加え、ひと煮立ちさせて火を止める。

Memo

･豆類をつぶさずに入れることで色鮮やかな仕上がりになる。ソーセージは大きめのものなら2本程度でもよい。

･塩の代わりに、バジルペーストを使ってもよい。

そら豆のクリームスープ

エネルギー	脂質	コレステロール	食物繊維	食塩
320 kcal	12.8 g	7 mg	5.0 g	1.4 g

材料（2人分）

そら豆（さやをむいて）150g　ねぎ20g
たまねぎ50g　バター5g　水300mL
固形コンソメ1/2個　生クリーム50mL
塩·こしょう各少々

作り方

① そら豆は黒い筋の部分に切り目を入れる。ねぎとたまねぎは繊維を断つ方向に切っておく。
② 水800mLに対して酒60mLと大さじ1の塩（ともに分量外）を加えた熱湯でそら豆を2分間ゆで、あら熱が取れたら薄皮をむいておく。
③ 鍋にバターを入れ、ねぎ、たまねぎをこがさないように炒める。水と固形コンソメを加え、少しずらしてふたをし、5分間煮る。
④ そら豆を加えてひと煮立ちさせ火を止める。あら熱を取り、ミキサーにかける。
⑤ ❹を鍋に戻し、塩、こしょうと生クリームを加える。

Memo

·きちんと下ゆでをしないと、豆くさくなってしまうので注意する。

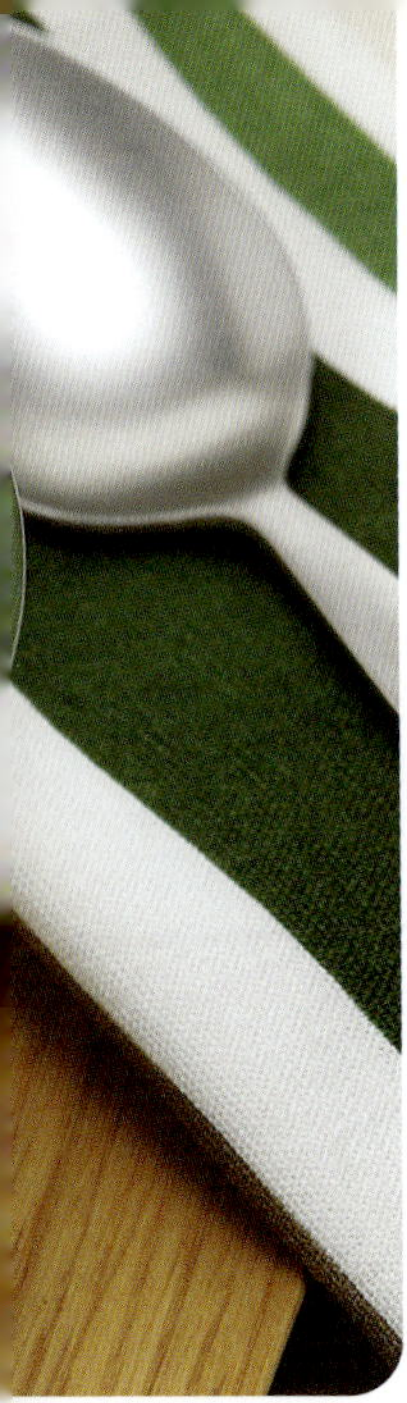

春 夏 秋 冬

じゃがいも

主食にもなるビタミン野菜

ヴィシソワーズ

作り方はP.24

おもな栄養素	予防・改善
ビタミンB_1	高血圧症
ビタミンC	かぜ予防
カリウム	美肌
食物繊維	など
など	

●栄養素と働き

じゃがいもは、米と同じように糖類が多く、主食としても用いられる食品ですが、米（精白米）と比較してビタミンCやカリウムがたっぷり含まれています。しかも、「ビタミンCをもつ炭水化物食品」というきわめて珍しい組成により、ビタミンCが損失しにくいのが特徴です。

余分な食塩を排出するカリウムの含有量は食品のなかでもトップクラスですが、カリウムは熱に強い反面、水溶

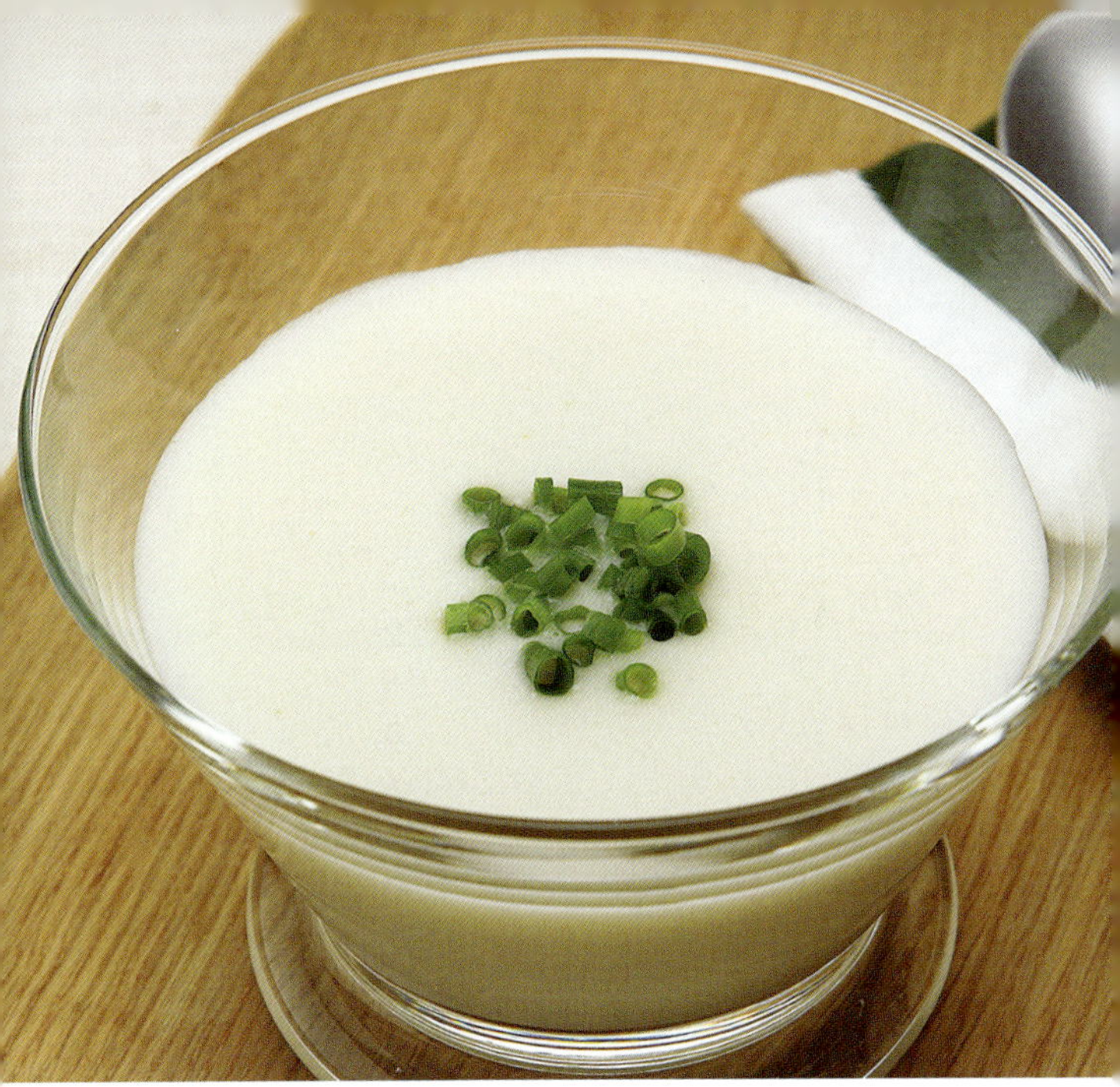

性という特徴があるので、煮汁ごと食べられるスープや汁物は、高血圧予防に効果的な調理法です。
　また、東洋医学では胃痛や食欲不振に対しての薬膳で用いられます。

選び方・保存方法

　表面がでこぼこしていなくてもったときに固いものがよい。あまり大きいものは、すが入っている可能性もあるので避ける。

スープにしたときの注意点など

　全国的に出回っている品種の多くはメークインや男爵。スープにはメークインのほうが向くレシピが多い。

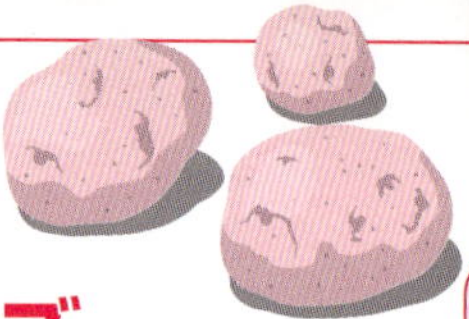

ヴィシソワーズ

エネルギー	脂質	コレステロール	食物繊維	食塩
152 kcal	9.2 g	17 mg	1.7 g	1.0 g

材料（2人分）

じゃがいも100g　たまねぎ60g　ねぎ10cm　バター5g　水420mL　固形コンソメ1個
牛乳·生クリーム各大さじ2　こしょう少々
あさつき適宜

作り方

①じゃがいもは皮をむいて薄切りにする。たまねぎは繊維を断つようにせん切り、ねぎは小口切りにする。
②鍋にバターを入れ、❶をこがさないよう炒める。
③5分くらい炒めたら、水と固形コンソメを入れる。強火にして、沸騰したら15分程煮て火を止める。
④あら熱が取れたら、ミキサーにかけて、裏ごしする。鍋に戻し、牛乳と生クリームを加えて再び火にかけ、こしょうをふり、刻んだあさつきを散らす。冷やしてもおいしい。

Memo

·ミキサーにかけた後の裏ごしをしないと、じゃがいものざらざら感が残ってしまうので注意する。

·じゃがいもを切った後、水にさらすと栄養分が流出してしまう。切ったらすぐに調理すること。

ポテトとたらのスープ

エネルギー	脂質	コレステロール	食物繊維	食塩
305 kcal	10.3 g	64 mg	3.0 g	1.8 g

材料（2人分）

じゃがいも200g　たら120g
たまねぎ·ねぎ·マッシュルーム各50g
にんにく1片　バター10g　白ワイン40mL
水150mL　固形コンソメ1個　牛乳300mL
塩·こしょう少々　レモン汁小さじ1　パセリ少々

作り方

①じゃがいもはゆでて、あらくつぶしておく。たらは皮を取り、ひと口大に切る。
②たまねぎ、ねぎ、マッシュルームは薄切り、にんにくはみじん切りにしておく。
③鍋を弱火にかけ、バターを溶かして❷を炒める。しんなりしてきたら、白ワインを加えてひと煮立ちさせる。❶、水、固形コンソメ、牛乳を入れて煮立ったらあくを取り、弱火にして10分程煮る。
④塩、こしょう、レモン汁で調味し、器に盛ったらパセリのみじん切りを散らす。

Memo

·材料がこげつきやすいので、下準備をすべて行ってから火にかけること。
·たらの塩気の多さにより、④で加える塩の量を調整する。

春 夏
秋 冬

かぼちゃ

甘くておいしい緑黄色野菜

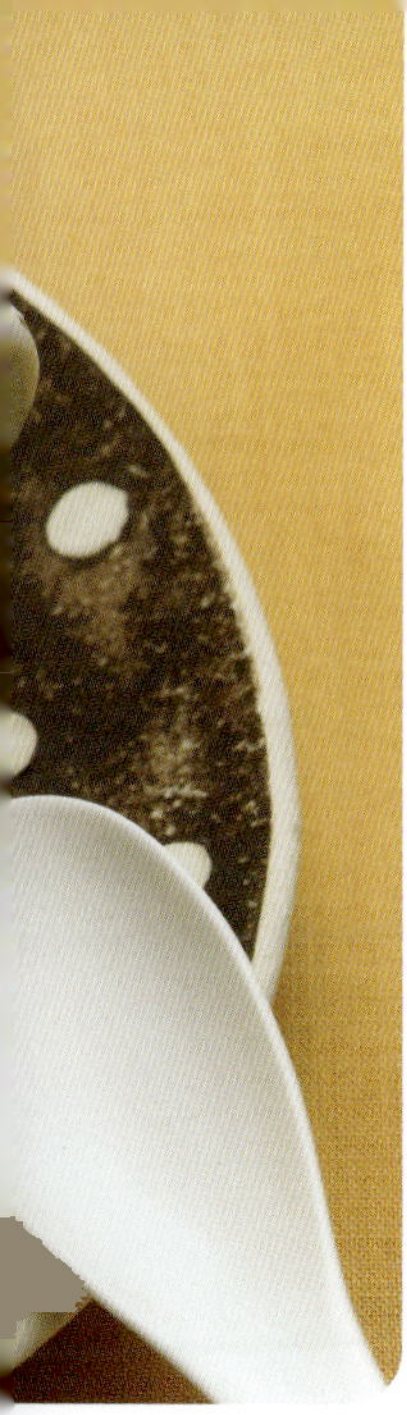

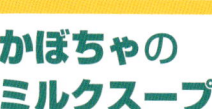

かぼちゃのミルクスープ

作り方はP.28

おもな栄養素	予防・改善
カロテン類	かぜ
ビタミンE	老化防止
ビタミンC	動脈硬化
食物繊維	高血圧症
など	がん予防
	など

●栄養素と働き

冬至にかぼちゃを食べるというのは、かぼちゃに含まれる豊富な栄養素が体を温め、かぜから守ってくれることに由来する生活の知恵です。夏に食べれば、冷房による冷え性や夏かぜの予防になります。

黄色は豊富なカロテンの色。体内でビタミンAにかわり、粘膜を強くしたり、免疫力を高める働きをします。ほかにも老化防止や血液サラサラ効果のあるビタミンE、高血圧予防のカリウ

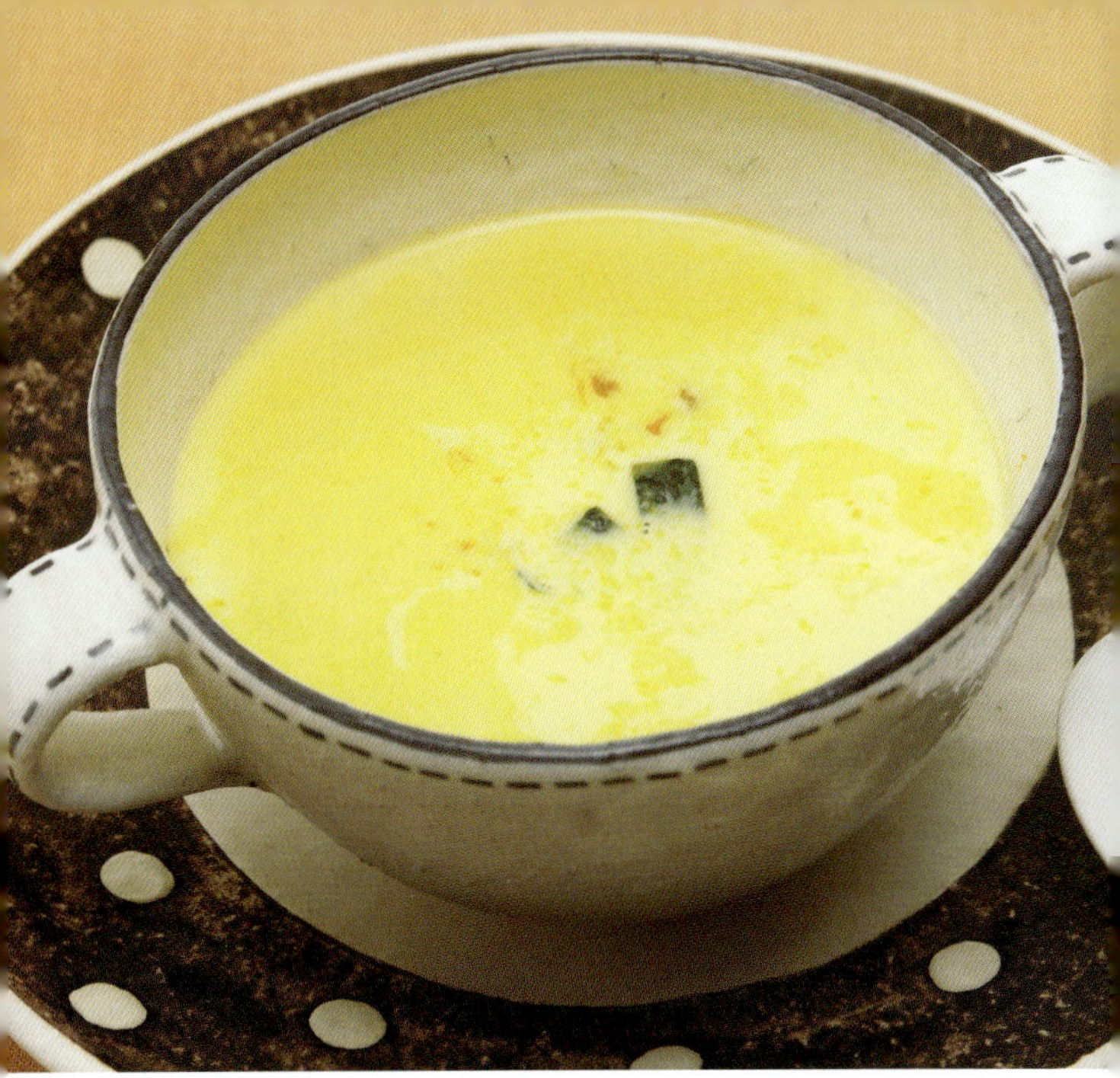

ムが豊富に含まれています。

●選び方・保存方法

つるの切り口がカラカラに乾いているものは、完熟してから収穫された証拠。同じ大きさならもってみてずっしり重いものを選ぶ。カットしてある場合は、種が膨らんでぎっしりと詰まっているものがよい。中が赤みがかった黄色ならばよく熟れているということ。

●スープにしたときの注意点など

わたや皮には栄養素が多いので、皮つきでの調理がおすすめ。種は、ぬめりを落として日干しにし、フライパンで炒ればスープの浮き実になる。

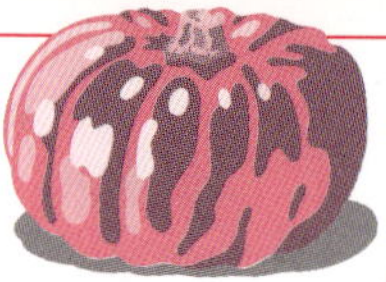

かぼちゃのミルクスープ

エネルギー	脂質	コレステロール	食物繊維	食塩
192 kcal	6.0 g	18 mg	3.5 g	0.4 g

材料（2人分）

かぼちゃ200g　牛乳300mL
塩少々

作り方

①かぼちゃは種を取り、まだらに皮をむいて1cm厚さに切る。
②鍋に牛乳を煮立たせ、かぼちゃを入れる。時々ポテトマッシャーなどでつぶしながら、弱火で20分くらい煮る。
③塩をふり、器に盛る。

Memo

・かぼちゃのごろごろ感を楽しむスープ。冷たくしてもおいしい。さらさらなスープが好きな場合は、ミキサーにかけてこすとよい。
・材料数の少ないシンプルなスープだが、一品あるだけで満足感が得られ、ビタミンもたっぷりとれる。

かぼちゃの五穀スープ

エネルギー	脂質	コレステロール	食物繊維	食塩
93 kcal	0.3 g	0 mg	3.0 g	0.5 g

材料（2人分）

かぼちゃ140g　五穀大さじ1　水360mL
塩少々　はちみつ小さじ1

作り方

①かぼちゃは種を取り、まだらに皮をむいて1cm角に切る。
②かぼちゃと水、五穀を鍋に入れて火にかける。沸騰後、ふたをして30分弱火で煮る。
③あら熱が取れたらミキサーにかけ、再び鍋に戻し温める。
④塩、はちみつで調味する。

Memo

·五穀には、押し麦、ひえ、あわ、黒米、アマランサス、小豆などが含まれる。好みのものを用いる。

·小豆や黒米の色が汁に溶け出して黒くなるが、抗酸化作用のあるアントシアニン色素によるものなので心配ない。

·五穀が入ることで、ミネラルや食物繊維が充実する。

·③の後、温めずに冷蔵庫に入れて冷やし、冷製スープとしてもおいしい。

春 夏
秋 冬

きゅうり

豊富なカリウムが余分な食塩を排出

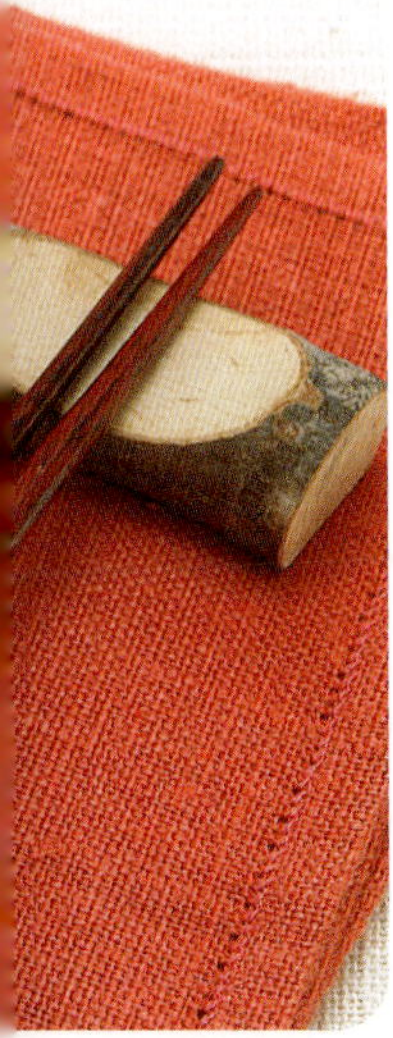

きゅうりとあさりの潮汁

作り方は **P.32**

おもな栄養素

ビタミンC
カリウム
ピラジン
など

予防・改善

高血圧症
むくみ改善
暑気当たり
のぼせ
ダイエット
がん予防
血液サラサラ
など

●栄養素と働き

きゅうりはその9割が水分ですが、そのほかの部分に豊富なカリウムが含まれています。その結果、体内に水分を補給しながら余分な水分を体外に排泄し、血行や肌の状態を良好に保ってくれるのです。また、体を冷やす作用もあるので、暑気当たりやのぼせの改善にも効果があります。

　きゅうりには独特の青くささがありますが、これは血液サラサラ効果やがん抑制作用のあるポリフェノール、ピ

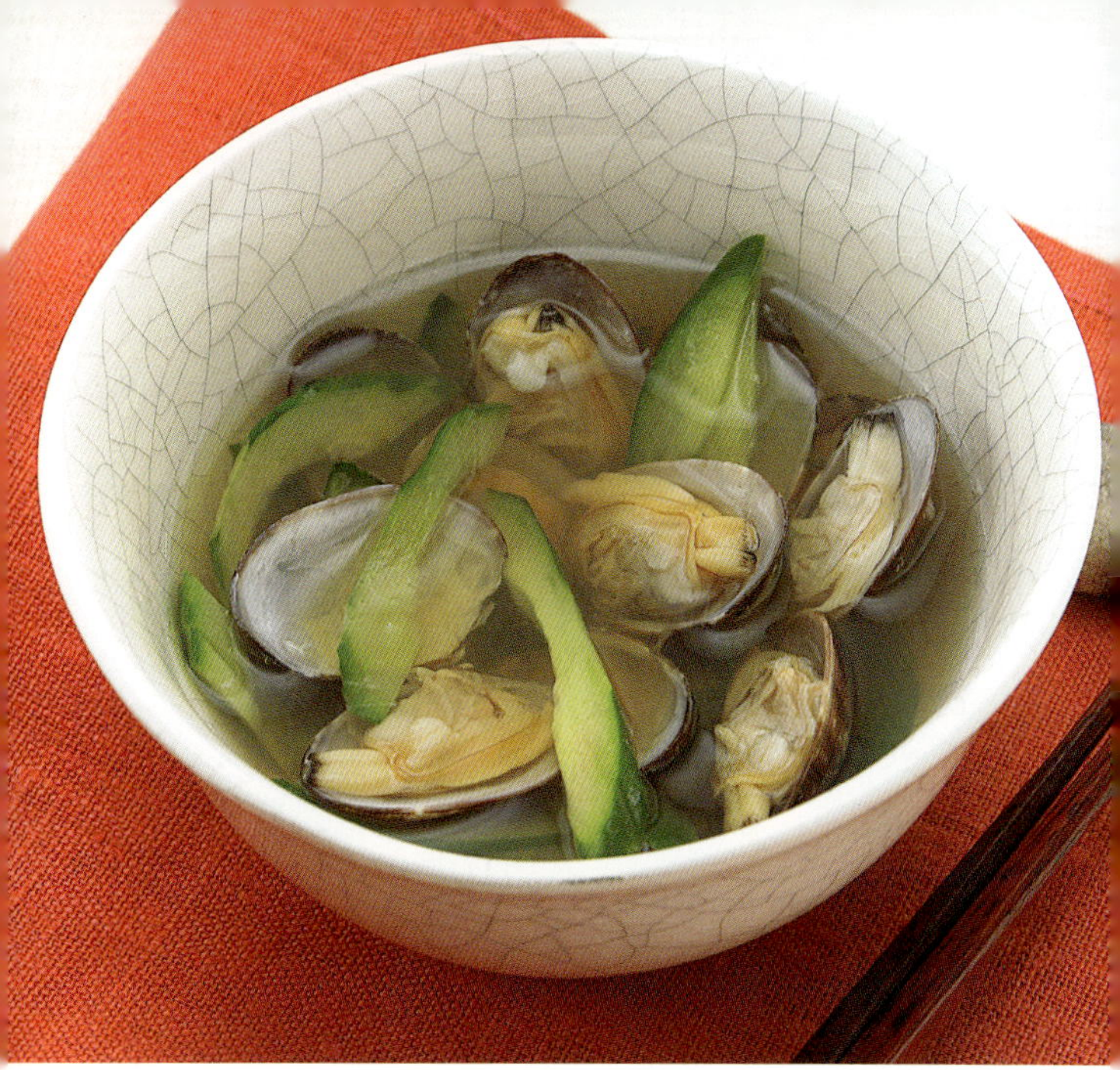

ラジンによるものです。調味料やほかの食品と組み合わせれば、あまり気にならなくなります。

●選び方・保存方法

いぼが鋭く濃い緑色なものがよい。曲がっていてもよいが、太さが均一なものを選ぶ。

●スープにしたときの注意点など

きゅうりはサラダや漬物などで生のまま食べることが多いが、加熱したほうが利尿作用が高まる。また、ビタミンCを破壊する酵素「アスコルビナーゼ」の働きも加熱することで弱まるので、スープでの摂取がおすすめ。

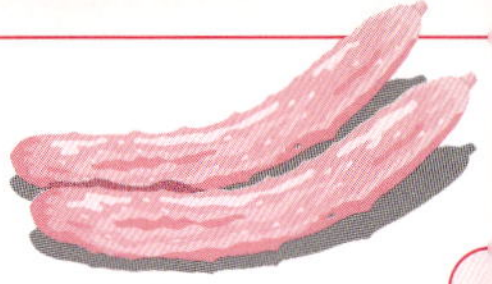

きゅうりとあさりの潮汁

エネルギー	脂質	コレステロール	食物繊維	食塩
23 kcal	0.1 g	12 mg	0.4 g	2.0 g

材料（2人分）

きゅうり80g　あさり10個　昆布（乾）1枚
水2カップ　塩小さじ1/4　うすくちしょうゆ小さじ1/3

作り方

①きゅうりはへたを落とし、縦半分に切る。スプーンで簡単に種を取り、斜め細切りにする。あさりは砂抜きしてよく洗う。
②鍋に昆布と水、あさりを入れて中火にかける。沸騰したら火を弱め、あさりの口が開いたらきゅうりを入れる。
③昆布を取り除き、塩、うすくちしょうゆで調味する。

Memo

・好みでラー油をたらしてもよい。
・夏は冷やしてもおいしい。
・きゅうりと昆布のカリウム、あさりに含まれる鉄など、ミネラルが補えるさっぱりスープ。

きゅうりと鶏肉のピリ辛スープ

エネルギー	脂質	コレステロール	食物繊維	食塩
111 kcal	4.5 g	46 mg	0.8 g	1.5 g

材料（2人分）

きゅうり80g　鶏もも肉（皮なし）100g　しょうが1かけ　ごま油·豆板醤各小さじ1/2　水2カップ　鶏ガラだしの素小さじ1　酒大さじ1　塩少々　こしょう少々　いりごま（白）大さじ1/2

作り方

①きゅうりはへたを落とし、縦半分に切る。スプーンで簡単に種を取り、5mm厚さに斜め切りにする。鶏肉は食べやすい大きさに、しょうがはみじん切りにする。

②鍋にごま油を入れ火にかける。弱火にしてしょうが、豆板醤の順に入れ、香りが出てきたら水と鶏ガラだしの素を入れる。

③沸騰したところに鶏肉と酒を入れ、あくを取ったら、ふたを少しずらしてのせ、10分程煮る。

④きゅうりを加えて3分煮て、塩、こしょうで調味し、いりごまをかける。

Memo

·酢を加えて、冷やして飲んでもおいしい。
·鶏肉ときゅうりからカリウムが補える。
·鶏肉は皮つきだと脂肪の量も4倍になり、スープが油っぽくなるので取り除く。

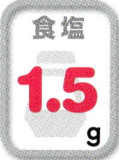

春 夏
秋 冬

どんな味つけも合う低エネルギー野菜

とうがん

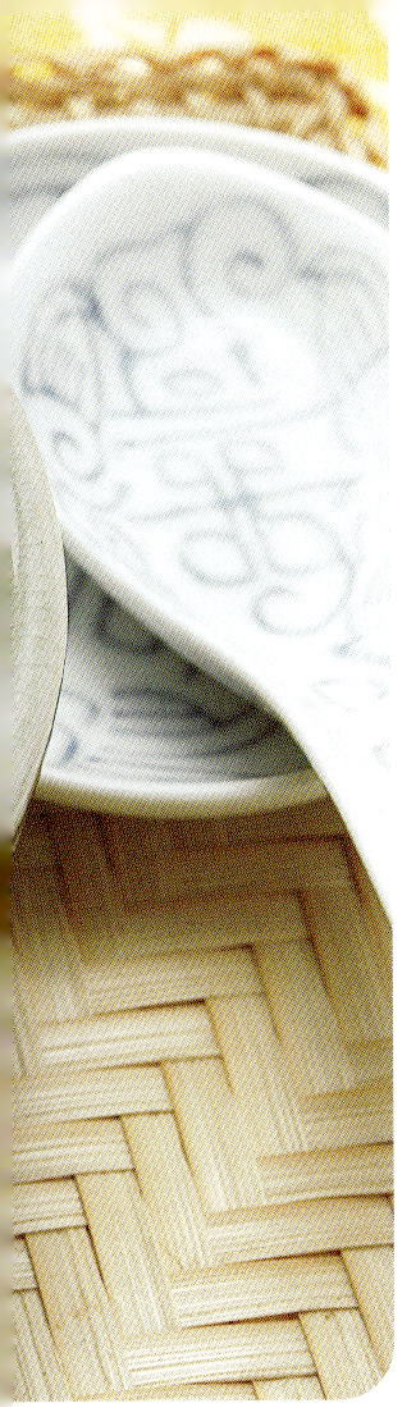

とうがんの中華春雨スープ

作り方はP.36

おもな栄養素	予防・改善
カリウム ビタミンC など	高血圧症 夏バテ のぼせ ダイエット 美肌 便秘 など

●栄養素と働き

とうがんは大きくて重いため、調理しづらいと避ける方もいますが、とくに女性にうれしい栄養素が多く含まれている食品です。

水分がほとんどですが、ビタミンCもたっぷりで、加熱後でもかなり残存していることがわかっています。ビタミンCは美肌作りに欠かせないコラーゲンの生成に必要ですし、美白効果もあります。

また、食物繊維も多く低エネルギー

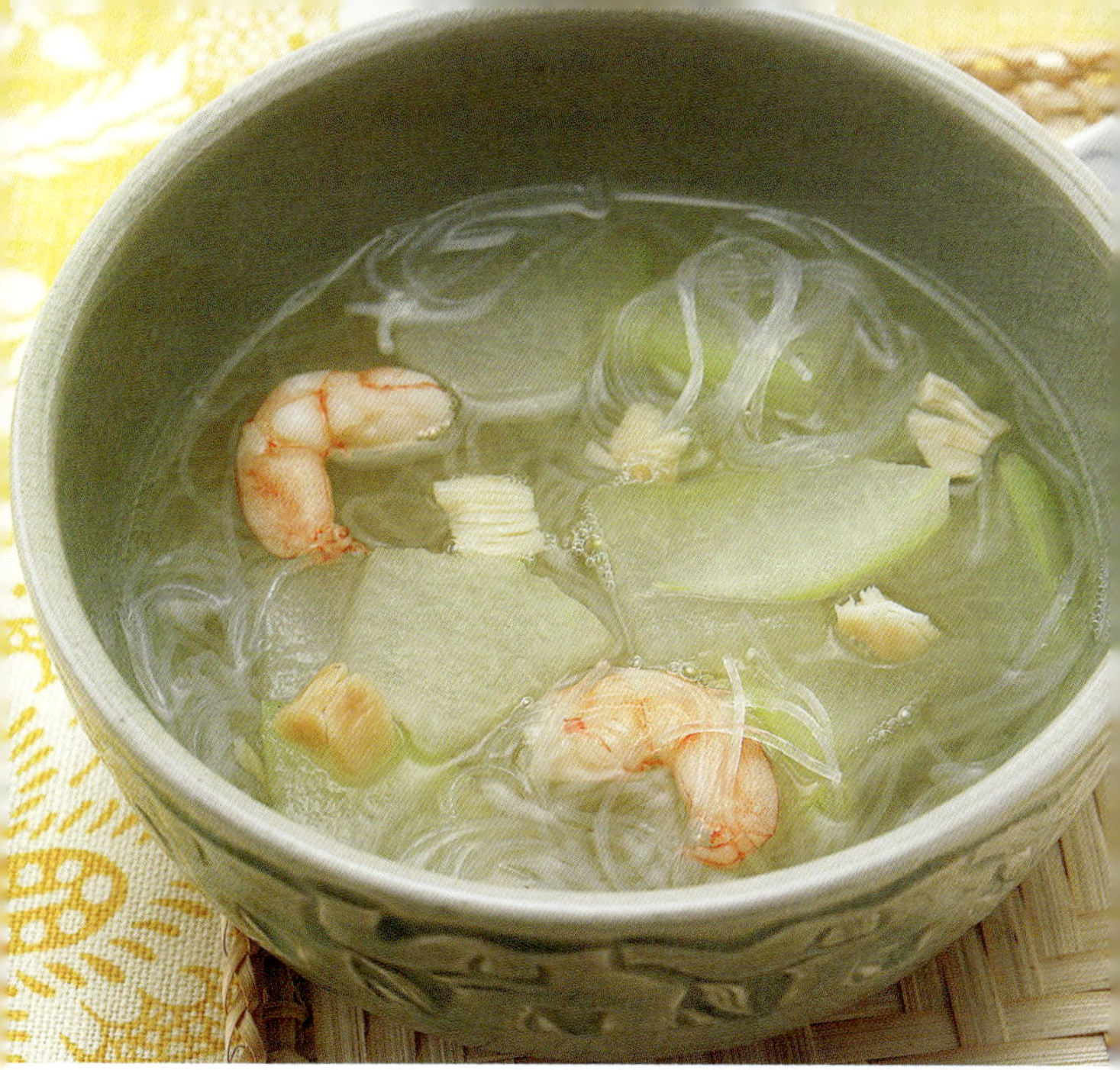

なので、ダイエット中でもたくさん食べることができます。また、あくがなく、味や香りも淡白なのでどんな味つけにも合います。

●選び方・保存方法

しっかりとしていて重さのあるもの。切って売られている場合には、切り口やわたがみずみずしいものを選ぶとよい。

●スープにしたときの注意点など

体を内側から冷やす効果が高いので、夏場なら冷たいスープにして高くなった体温を下げたり、水分の補給に役立つ。

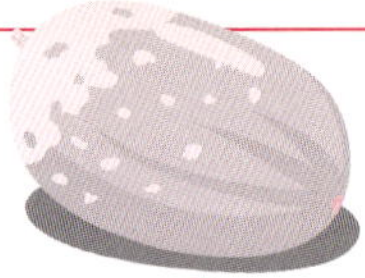

とうがんの中華春雨スープ

エネルギー	脂質	コレステロール	食物繊維	食塩
56 kcal	0.2 g	21 mg	0.9 g	1.2 g

材料（2人分）

とうがん120g　むきえび2尾　干し貝柱10g
春雨（乾）8g　鶏ガラだしの素小さじ1/2
酒大さじ1　オイスターソース小さじ1/2
こしょう少々

作り方

①とうがんは皮をむいて種を取り、5mm厚さのひと口大にする。むきえびは背わたを取り、2等分しておく。干し貝柱は、かぶるくらいのぬるま湯に1時間以上つけておく。春雨は、はさみで5cm長さに切っておく。
②干し貝柱の戻し汁に水（分量外）を加えて360mLとし、鶏ガラだしの素とともに鍋に入れ、火にかける。貝柱をほぐして入れ、えびと酒も入れる。
③沸騰したらあくを取り、とうがんと春雨を入れる。
④10分煮たら、オイスターソースとこしょうで調味する。

Memo

·オイスターソースは、商品によって含まれる食塩の量がかなり異なるので、味を見ながら入れる。

とうがんのカレースープ

エネルギー	脂質	コレステロール	食物繊維	食塩
56 kcal	2.4 g	5 mg	2.1 g	1.1 g

材料（2人分）

とうがん140g　たまねぎ40g　にんじん20g　ピーマン20g　あさり8個　油小さじ1　クミンシード･おろししょうが各少々　カレー粉小さじ1　水380mL　固形コンソメ1個

作り方

①とうがんは皮をむいて種を取り、食べやすい大きさに切る。たまねぎ、にんじん、ピーマンはせん切りにする。あさりは砂抜きして、洗っておく。

②厚手の鍋に油を熱し、クミンシード、しょうがを入れてからたまねぎ、にんじんを入れ、軽く炒めたらピーマン、カレー粉を入れる。

③カレー粉が野菜に回ったら、あさり、とうがん、水、固形コンソメを入れて混ぜる。沸騰後、弱火で5分煮る。

Memo

･あさりは小さめの殻つきで8個くらい。大きめなら数を減らす。むき身を使ってもおいしい。

･クミンシードは、体調を整えて胃腸の機能を高めてくれるスパイス。ない場合は、カレー粉を多めに入れるか、ガラムマサラを利用してもよい。

春　夏
秋　冬

トマト

強力な抗酸化力が夏バテを吹き飛ばす

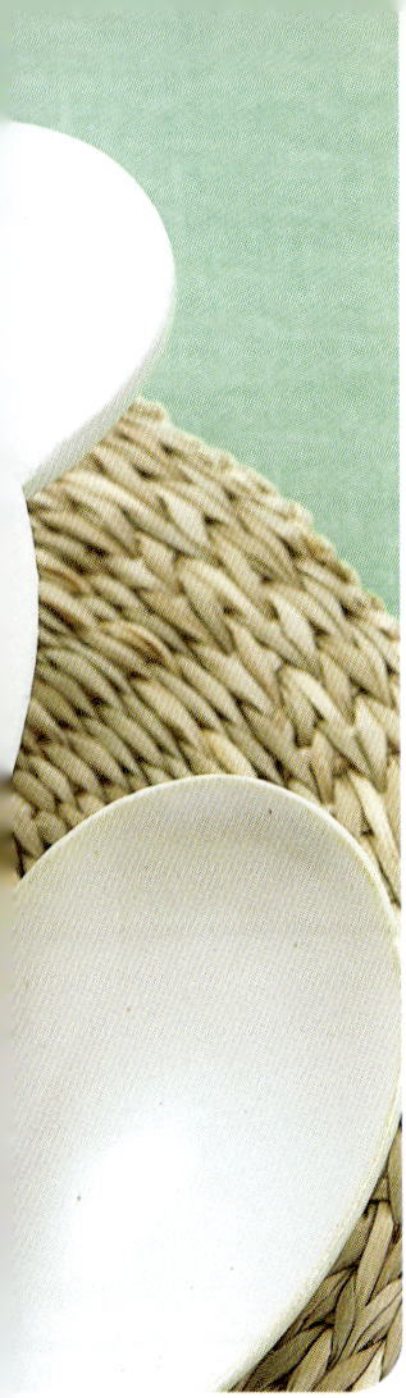

ラタトゥイユスープ

作り方はP.40

おもな栄養素	予防・改善
ビタミンC	かぜ
カリウム	脂質異常症
リコピン	食欲不振
など	胃もたれ・むかつき
	高血圧症
	便秘
	夏バテ
	疲労回復
	美肌　など

●栄養素と働き

トマトの栄養素は、強力な抗酸化力をもつリコピンを筆頭に、ビタミンB群、C、E、カリウムなどのビタミン・ミネラルのほか、毛細血管を強くするケルセチン、血液サラサラ効果のあるピラジン、抗がん作用のあるセレンなど数多くあります。

トマトは、酸味と甘味のバランスが野菜のなかでも群を抜いてよいため、さまざまな料理にも使えますし、食べた後の満足感もある食品です。

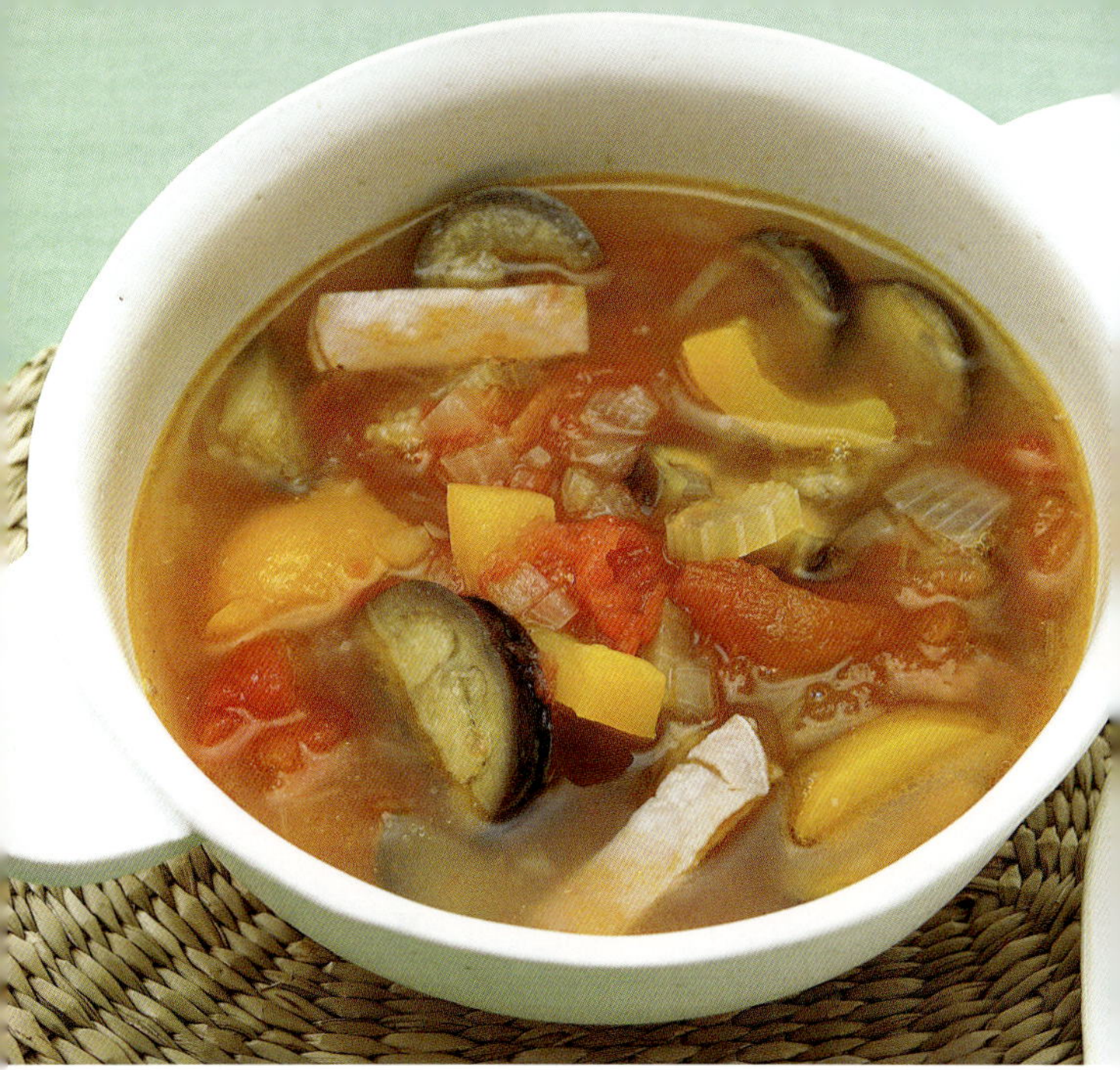

●選び方・保存方法

形がよく赤みの濃いもの、重みがあるもの、へたのしおれていないものを選ぶ。

●スープにしたときの注意点など

スープに使用するならよく熟した完熟トマトがよい。青くささがないうえ、グルタミン酸量が多く、汁にうまみが出やすい。完熟トマトがないときは、水煮缶詰を使うとよい。缶詰製品は、高温加熱で処理してあるのでビタミンCは損失してしまっているが、ビタミンAやE、食物繊維はしっかりと残っている。

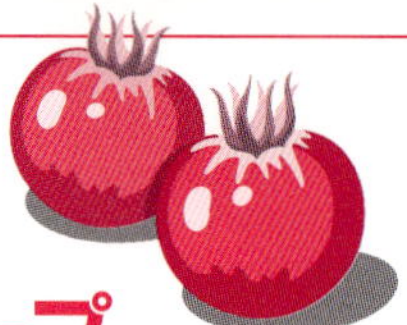

ラタトゥイユスープ

エネルギー	脂質	コレステロール	食物繊維	食塩
124 kcal	5.1 g	6 mg	3.9 g	1.7 g

材料（2人分）

トマト200g　なす100g　たまねぎ150g
セロリ30g　パプリカ（黄）50g　ロースハム2枚
オリーブ油大さじ1/2　水350mL
固形コンソメ1個　塩·こしょう各少々
レモン汁少々

作り方

①トマトはへたを取り、湯むきをして冷水に取る。
②なすは8mm厚さの半月切りにし、水につけておく。たまねぎはあらいみじん切り、セロリは筋を取り、繊維を断つようにスライス、パプリカはひと口大に切っておく。ハムは短冊切りにしておく。
③厚手の鍋にオリーブ油を熱し、たまねぎ、セロリ、パプリカ、なすの順に炒める。しんなりしてきたら、トマトを手でつぶして入れ、さらに15分程炒める。
④水と固形コンソメを入れる。ハムを加え、沸騰してから10分程煮て、塩、こしょうで調味する。火を止め、レモン汁を加える。

Memo

·野菜類を丁寧に炒めると、青くささやえぐみがなくなり、さわやかな味になる。

ミニトマトと豆腐のイタリアンスープ

エネルギー	脂質	コレステロール	食物繊維	食塩
69 kcal	3.4 g	5 mg	1.7 g	1.5 g

材料（2人分）

ミニトマト100g　木綿豆腐80g　ねぎ30g
赤唐がらし1本　アンチョビ（ペーストでもよい）10g　水360mL　鶏ガラだしの素小さじ1
こしょう少々

作り方

① ミニトマトは洗ってへたを取っておく。豆腐は熱湯にくぐらせて水気をきり、食べやすい大きさに切る。ねぎは5cm長さに切り、4等分する。赤唐がらしは種を取っておく。
② 鍋にアンチョビと水、鶏ガラだしの素、赤唐がらしを入れて火にかける。煮立ったら、ミニトマト、豆腐、ねぎを入れて弱火で5分くらい煮る。
③ トマトの皮がはじけたら、火を止め、こしょうをふる。

Memo

・アンチョビは少しでも味が濃厚なので、量に注意して入れる。
・ミニトマトはフルーツのように甘いが、普通のトマトよりカロテンやビタミンCが多く、カリウムや亜鉛含有量も勝っている。

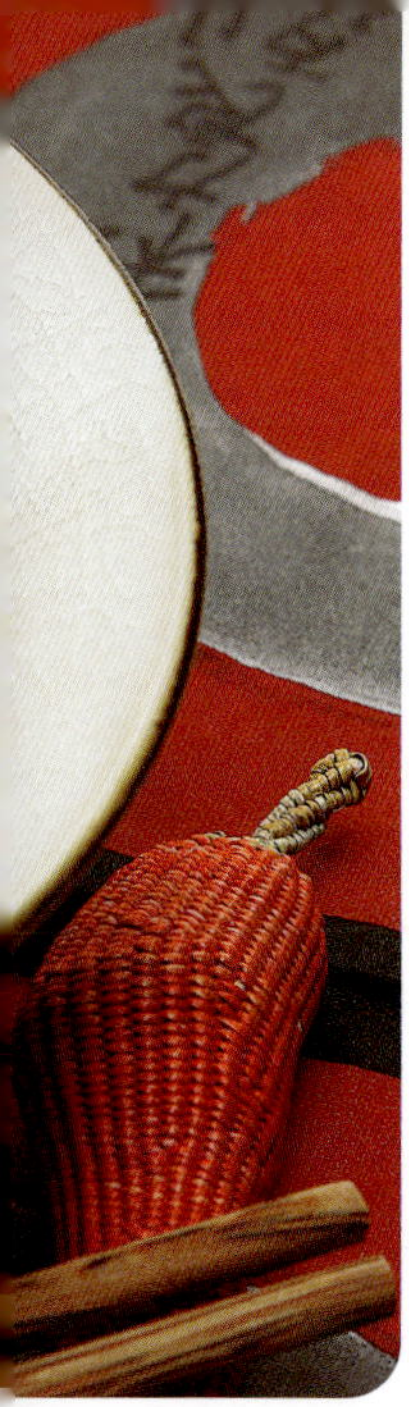

春 夏 秋 冬

チンゲンサイ

食べやすく栄養価も高い中国野菜

チンゲンサイとさばのスープ

作り方は P.44

おもな栄養素	予防・改善
ビタミンC	がん予防
カロテン類	動脈硬化
カルシウム	かぜ
鉄	便秘
ビタミンE	貧血
カリウム	美肌
食物繊維	骨粗しょう症
など	高血圧症
	など

●栄養素と働き

チンゲンサイは、くせがなく食べやすいうえ、栄養価が高く、調理もしやすい緑黄色野菜。

カロテンとビタミンCが相乗効果をもたらし、かぜの予防や過酸化脂質抑制による動脈硬化予防、美肌作りなどに効果が期待できます。

そのほかにもカルシウム、鉄、カリウムなどのミネラルをまんべんなく含むので、骨粗しょう症や貧血の予防・改善にも役立ちます。

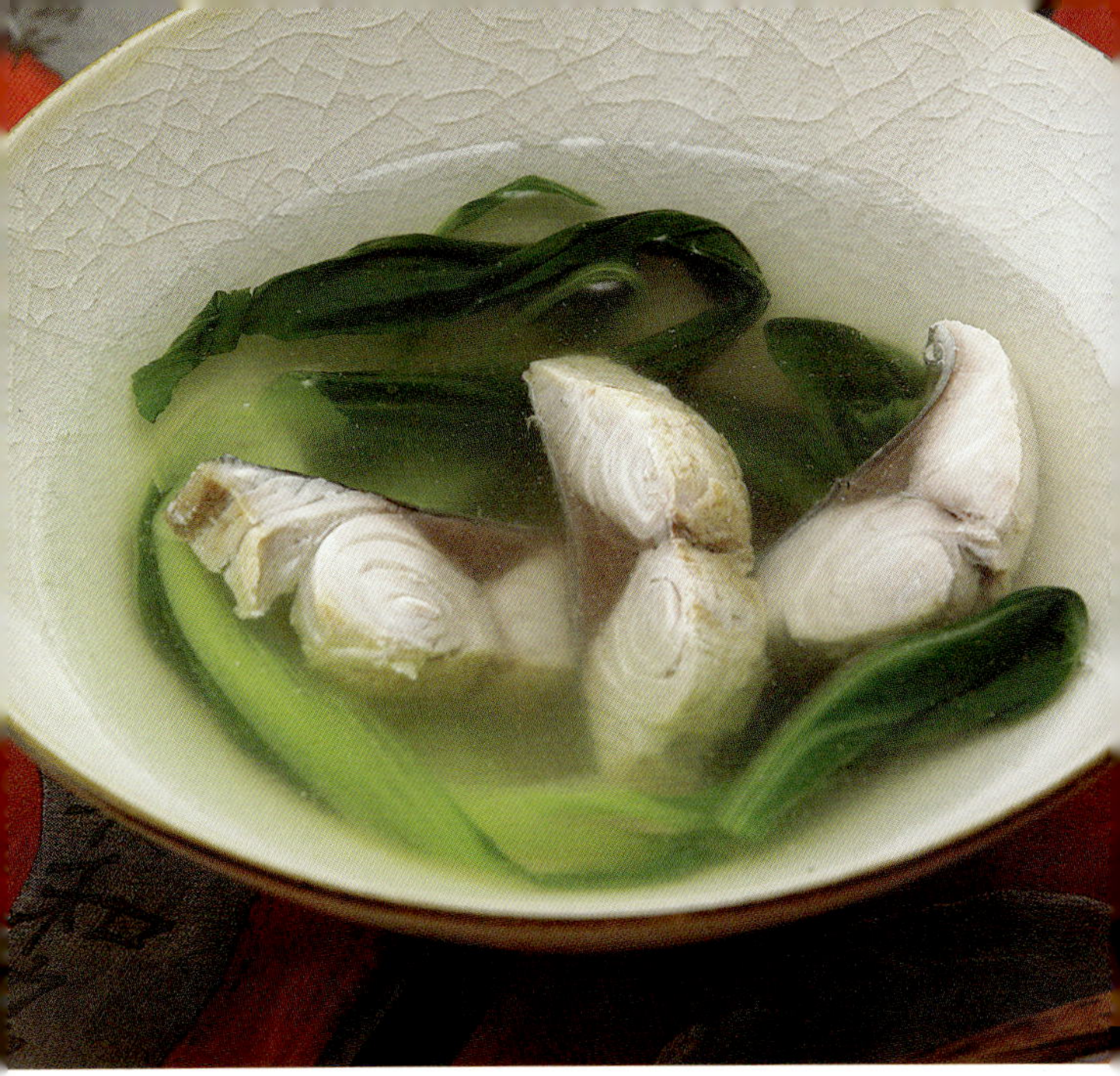

東洋医学ではむかつきに効果があるといわれており、二日酔いの時にあっさりしたチンゲンサイスープを飲むと胃をすっきりさせてくれます。

●選び方・保存方法

葉先がみずみずしく、茎の下のほうがどっしりと膨らんでいてはりがあるものを選ぶ。葉の色が濃いものは、生育し過ぎていてかたい。

●スープにしたときの注意点など

チンゲンサイは葉も茎も軟らかいのに煮崩れしにくく、煮るとうまみが出てくるので、大変スープ向きな野菜。みそ汁などの和風汁物にも合う。

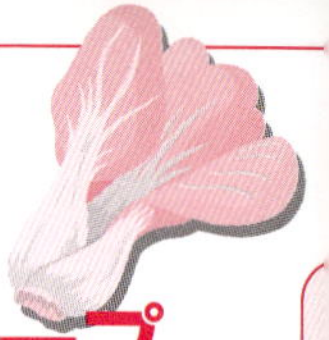

チンゲンサイとさばのスープ

エネルギー	脂質	コレステロール	食物繊維	食塩
99 kcal	5.5 g	29 mg	0.4 g	1.4 g

材料（2人分）

チンゲンサイ60g　さば1/4切れ　水2カップ
鶏ガラだしの素小さじ1　酒大さじ1/2
塩·こしょう各少々　しょうが汁少々

作り方

①チンゲンサイは葉と茎に切り分ける。茎は八等分し、葉は大きいものだけさらに縦半分にする。
②さばは、1.5cm厚さに切り、ざるに並べて熱湯をかける。
③鍋に水と鶏ガラだしの素を入れて火にかける。
④スープが沸騰したらチンゲンサイの茎を入れる。再び沸騰したらさばを入れ、酒、塩、こしょうを加える。
⑤❹にチンゲンサイの葉を加えて、ひと煮立ちしたら火を止め、しょうが汁を入れる。

Memo

·くさみが出ないためには、鮮度のよいさばを選ぶこと。あらかじめ熱湯をかけておき、スープが煮立ったところに入れるとよい。

·チンゲンサイのビタミンに、さばのIPAとDHAが加わり、免疫強化やがん予防効果が倍増する。

チンゲンサイチゲ

エネルギー	脂質	コレステロール	食物繊維	食塩
161 kcal	7.2 g	25 mg	2.8 g	1.4 g

材料（2人分）

チンゲンサイ150g　豚もも肉75g　木綿豆腐150g
しいたけ2枚　たまねぎ50g　万能ねぎ2本
Ⓐ［おろしにんにく少々　しょうゆ・ごま油各小さじ1/2］　水300mL
酒・コチュジャン小さじ1　みそ大さじ2/3

作り方

①チンゲンサイは、洗って適当な大きさに切る。豚肉はひと口大に切り、Ⓐで下味をつけておく。
②木綿豆腐は2cm×1cmに切る。しいたけは石づきを取り1cmに、たまねぎはくし切りにする。
③鍋に水とたまねぎを入れて火にかける。沸騰したら酒を加え、豚肉をほぐし入れる。
④あくが出たら取り、肉の色がかわったらしいたけ、チンゲンサイを入れ、コチュジャンとみそで味つけする。
⑤豆腐を加えてふたをし3分間煮る。5cm長さに切った万能ねぎを入れたら、火を止める。

春 夏 秋 冬

さといも

ぬめり成分は逃さず摂取したい

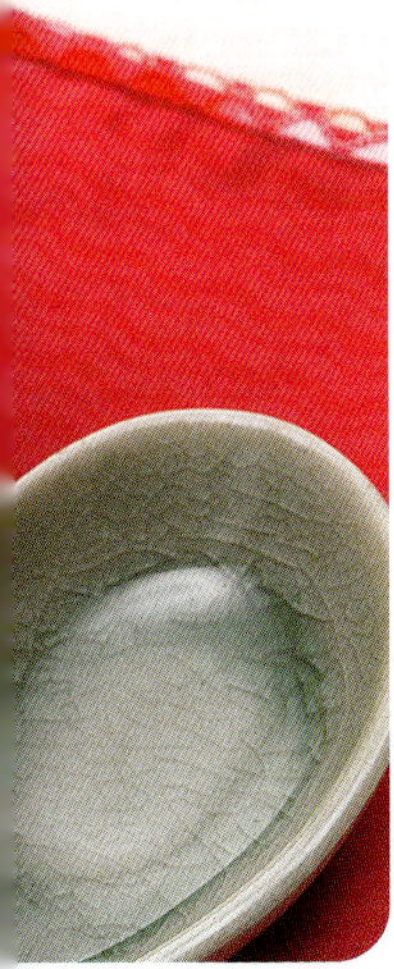

さといもの韓国風スープ

作り方はP.48

おもな栄養素	予防・改善
カリウム	便秘
ムチン	大腸がん予防
ガラクタン	胃炎防止
など	高血圧症
	疲労回復
	美肌
	など

●栄養素と働き

さといもの皮をむくとヌルヌルしますが、そのぬめり成分は、脳細胞を活性化させるガラクタンと、胃の粘膜を保護したり、腎臓や肝臓などの機能を高める作用のあるムチンです。

また、さといもの特長として、いも類のなかでもっともカリウムが多いということが挙げられます。カリウムには、余分な食塩を体外に排出する働きがあります。食物繊維もさつまいもに並ぶ含有量ですので便秘がちな人は、

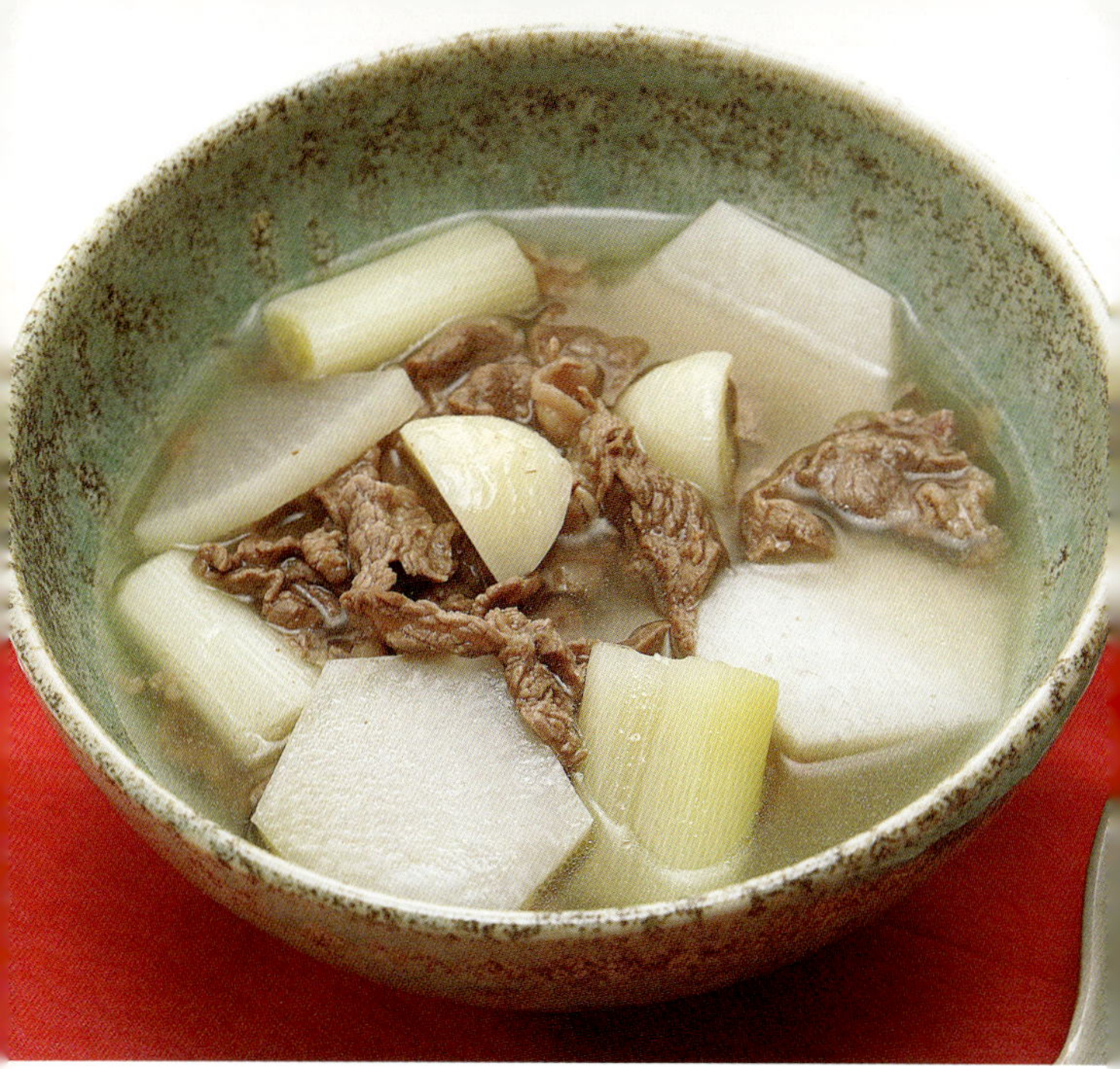

積極的にとるようにしましょう。

●選び方・保存方法

泥つきで縞模様が規則的なものがよい。きずや赤い斑点などのあるものは中が傷んでいることがある。

●スープにしたときの注意点など

火を通しやすくすることと、ぬめりを取る目的から、下ゆでをしてからスープに入れるレシピもあるが、ぬめりにはたくさんの有効成分が含まれているので、そのまま摂取するのがおすすめ。火の通りがよくなるよう、ひと口大に切ってスープに入れ、ぬめり成分ごと飲むとよい。

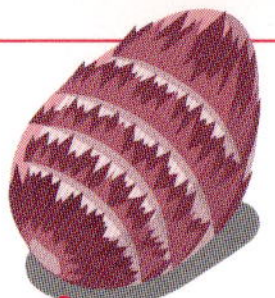

さといもの韓国風スープ

エネルギー	脂質	コレステロール	食物繊維	食塩
135 kcal	5.3 g	17 mg	3.0 g	1.5 g

材料（2人分）

さといも150g　ねぎ40g　だいこん100g
にんにく1かけ　牛こま切れ肉50g
ごま油小さじ1　水600mL　こぶ茶4g
うすくちしょうゆ小さじ1　こしょう少々

作り方

①さといもは洗って皮をむき、7mm厚さの輪切り、ねぎは3cmのぶつ切りにする。だいこんは皮をむいて7mm厚さのいちょう切り、にんにくは4等分、牛肉は食べやすい大きさに切る。
②鍋にごま油を入れて熱し、弱火にしたら牛肉とにんにくを炒める。肉の色がかわったら水を入れ、火を強める。
③沸騰したらあくを取り、こぶ茶、だいこん、さといも、ねぎを入れ、あく取りシートをかけて弱火で30分程煮る。途中、水がなくならないよう注意。
④うすくちしょうゆとこしょうで調味する。

Memo

·こぶ茶がなければ、昆布のだし汁でもよい。

さといもの豆乳スープ

エネルギー	脂質	コレステロール	食物繊維	食塩
219 kcal	6.3 g	8 mg	2.7 g	1.3 g

材料（2人分）

さといも200g　たまねぎ40g　ベーコン30g
水250mL　固形コンソメ1/2個　豆乳200mL
油小さじ1　塩·こしょう各少々

作り方

① さといもは皮をむいてひと口大に切る。たまねぎは薄切り、ベーコンは1cm幅に切っておく。
② 鍋に油を熱し、たまねぎ、ベーコン、さといもの順に入れ、弱火で3分くらい炒めておく。
③ 水と固形コンソメを入れて火を強め、沸騰したら弱めの中火にする。ふたをずらして置き、10分程煮る。軽くつぶしてもよい。
④ 豆乳を加え、再沸騰したところで火を止めて、塩、こしょうで調味する。

春 夏 秋 冬

れんこん

たっぷりの食物繊維で便秘を予防

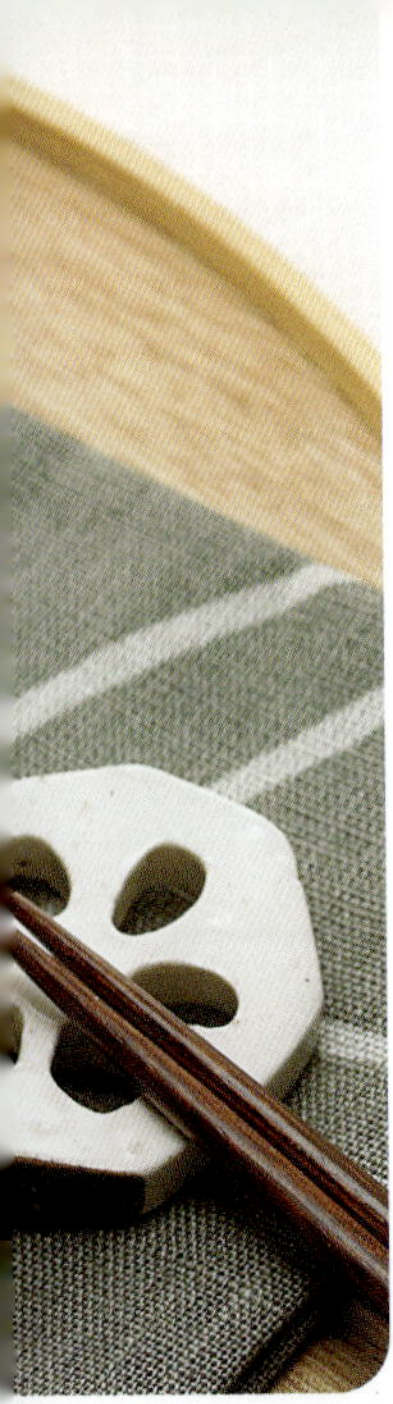

れんこんのすり流し

作り方はP.52

おもな栄養素	予防・改善
食物繊維	便秘
ビタミンB12	貧血
ビタミンC	胃の不調
ムチン	かぜ
タンニン	美肌
など	など

●栄養素と働き

野菜類のなかではめずらしく、赤血球のヘモグロビン合成を助けるビタミンB12を含んでいるので、貧血を予防する効果があります。また、ビタミンCが豊富なので、肌にはりを与え、かぜを予防します。

食物繊維も多く、水溶性のペクチンと不溶性のセルロースの両方を含み、便秘予防とコレステロールの排泄に役立ちます。さらに、ムチンの粘膜保護作用と、れんこんのあくに含まれてい

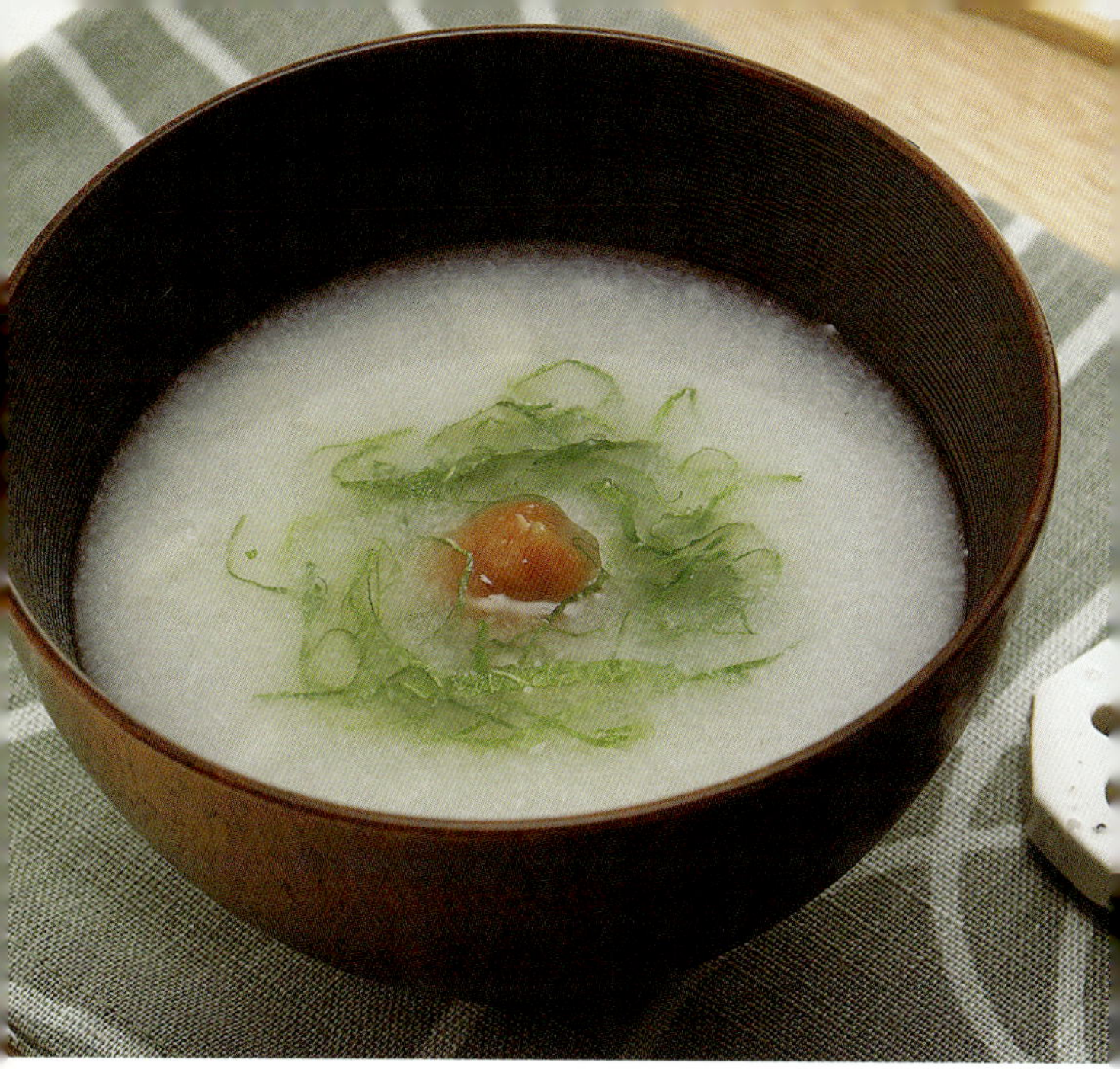

るタンニンの抗炎症作用による、胃腸保護効果があります。

●選び方・保存方法

握ったときにしっかりとした固さがあるもの、穴の大きさが均一であるものがよい。皮は全体に少し黄色がかった色で、ムラのないものを選ぶ。

●スープにしたときの注意点など

ビタミンC、ムチン、タンニンなどれんこんに含まれる有効成分の多くは水溶性。変色防止の水さらしや下ゆではしないほうがよい。なるべく鍋に入れる直前に切り、入れたら火を強め、早く火を通すこと。

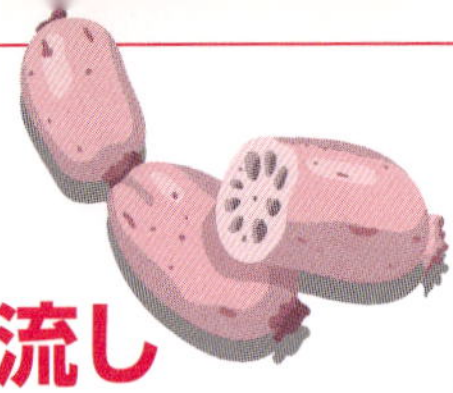

れんこんのすり流し

エネルギー	脂質	コレステロール	食物繊維	食塩
61 kcal	0.3 g	0 mg	1.7 g	2.3 g

材料（2人分）

れんこん150g　梅干し10g　青じそ2枚
だし汁2カップ　酒大さじ1/2弱
塩小さじ1/3　しょうゆ少々

作り方

①れんこんは皮をむいてすりおろす（だし汁の一部とともにフードカッターにかけてもよい）。梅は種を取って裏ごし、青じそはせん切りにする。
②鍋にだし汁と酒を入れて煮立て、れんこんを流し入れる。
③とろっとしてきたら、塩としょうゆを加える。
④器に盛り、青じそと梅を飾る。

Memo

・滑らかに仕上げるには、れんこんをフードカッターにかけるよりも、すりおろしたほうがよい（少量のだし汁とともにミキサーにかけてもよい）。
・梅はチューブタイプのものを使うと手軽。
・胃にやさしいれんこんと、殺菌効果がありクエン酸たっぷりの梅で、疲労回復や二日酔いにも役立つ。

根菜汁

エネルギー	脂質	コレステロール	食物繊維	食塩
156 kcal	4.3 g	0 mg	2.9 g	1.5 g

材料（2人分）

れんこん80g　さつまいも80g　にんじん40g
厚揚げ60g　だし汁360mL　みそ大さじ1強

作り方

①にんじん、れんこん、さつまいもは皮をむいて6mm厚さのいちょう切りにする。
②鍋にだし汁とにんじん、れんこん、さつまいもを入れ、煮立ったらふたをずらして置き、10分程煮る。
③1.5cm×8mm厚さに切った厚揚げを加えてさらに3分程煮る。
④みそを溶き入れ、椀に盛る。

Memo

･甘みが気になる場合は、さつまいもをごぼうなどに代える。

･エネルギー量が多めなのは、糖質の多い野菜を使っているためだが、食物繊維もカリウムもたっぷりのメニュー。そのぶん主食をセーブするなどの工夫を。

春 夏 秋 冬

きのこ類

生活習慣病を予防する特有成分がぎっしり

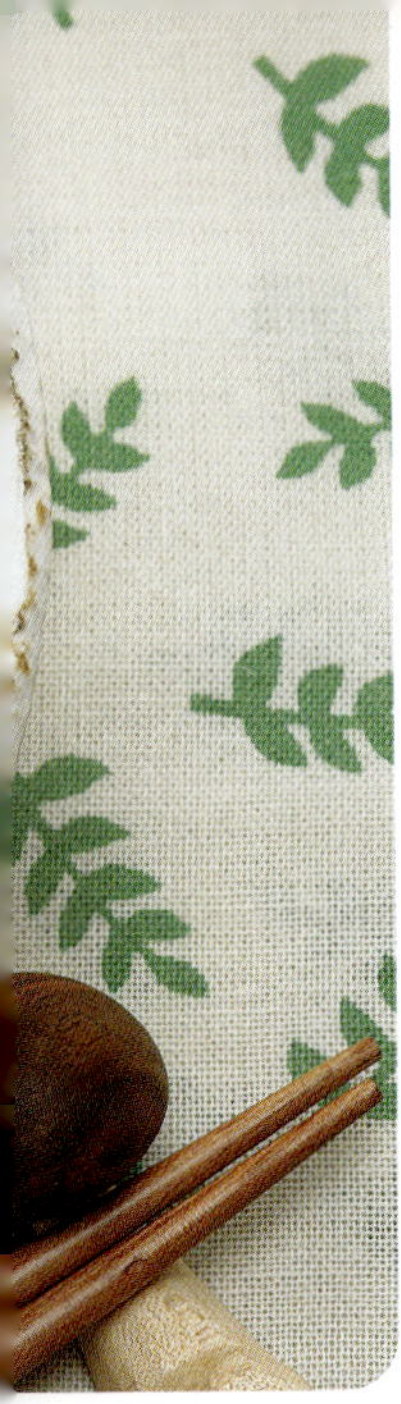

いろいろきのこの炒め汁

作り方は**P.56**

おもな栄養素	予防・改善
ビタミンD	がん予防
カリウム	ダイエット
βーグルカン	糖尿病
ビタミンB_2	脂質異常症
食物繊維	高血圧症
ナイアシン	動脈硬化
など	骨粗しょう症
	など

●栄養素と働き

きのこ類の特徴は、なんといっても低エネルギーであること。また、カルシウムの吸収を助けるビタミンDは、きのこ類が大事な摂取源。いろいろな料理にきのこを加えましょう。食物繊維やカリウムも多く、栄養がグンとアップしたおかずにかわります。

また、きのこ類に特徴的な栄養機能も多く、しいたけに含まれるエリタデニンはコレステロールを減少させますし、えのきたけのフラムトキシンには

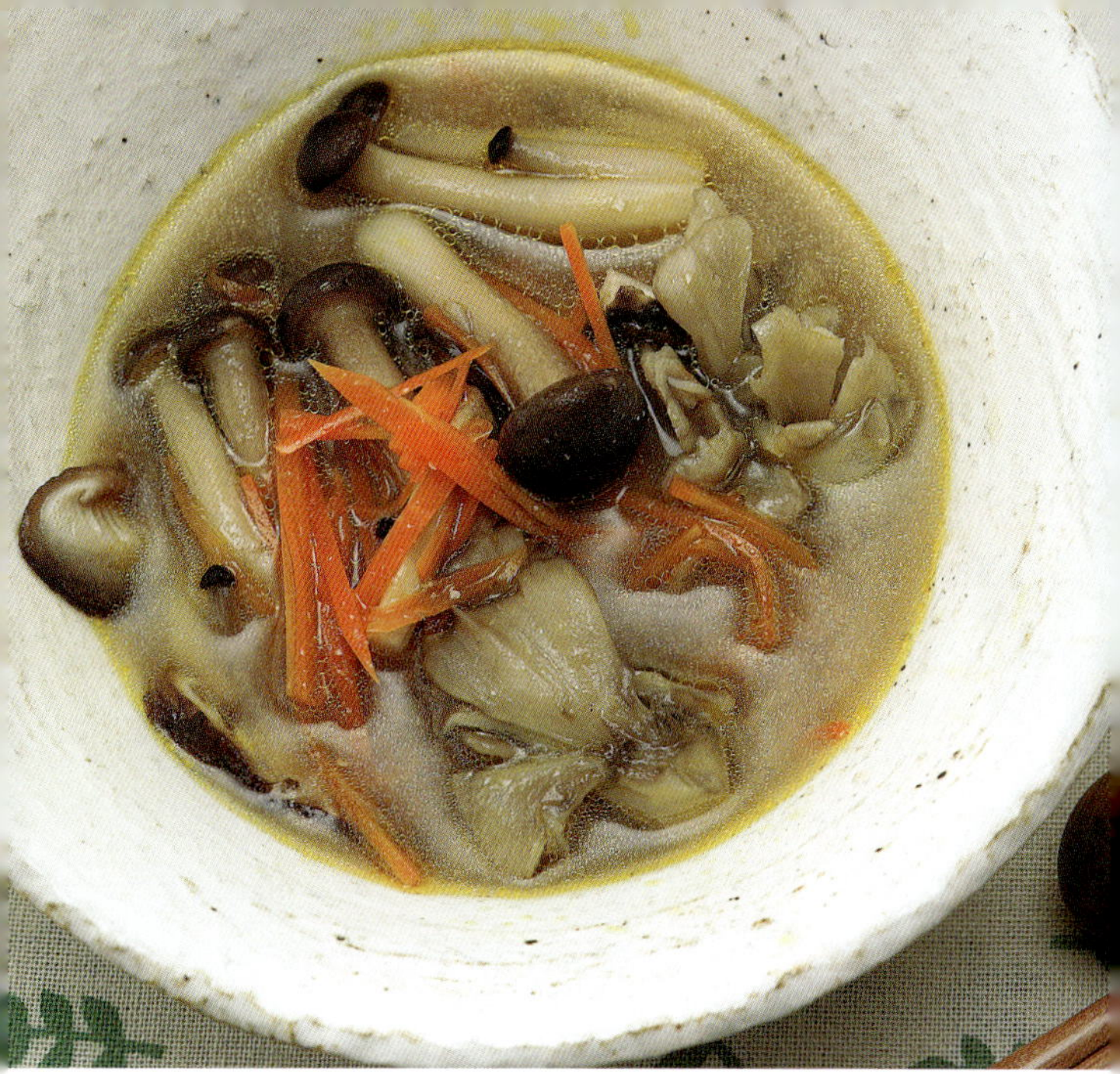

強心作用があります。また、免疫を高めるβ－グルカンは、きのこ類に広く含まれています。

●選び方・保存方法

旬は、種類によって春と秋に分かれる。全体的に肉厚で弾力がありしっかりしたものを選ぶ。

●スープにしたときの注意点など

数種類のきのこを組み合わせることで、だしにぐっと深みが出る。

きくらげや干ししいたけなどの乾物類はスープにも使いやすく、風味豊かになるうえ、ビタミンDが生のものよりも多く含まれている。

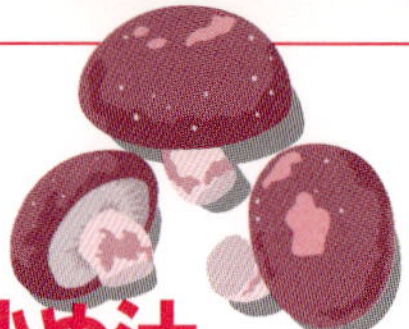

いろいろきのこの炒め汁

エネルギー	脂質	コレステロール	食物繊維	食塩
68 kcal	3.3 g	0 mg	3.3 g	1.6 g

材料（2人分）

しめじ50g　まいたけ50g　しいたけ2枚
にんじん60g　だし汁400mL　油小さじ1弱
みそ大さじ1·1/4

作り方

① しめじとまいたけは石づきを取ってほぐしておく。しいたけは石づきを取って薄切り、にんじんはせん切りにする。
② 鍋に油を敷き、❶をしんなりするまで炒める。
③ 油がなじんだらだし汁を注いで、ひと煮立ちしたらみそを溶き入れる。

Memo

·きのこを多種類使うことで、それぞれの風味が合わさりとてもおいしくなる。

·きのこ自体が低エネルギーなので、全体としても低エネルギーなメニューだが、もっと減らしたい場合は、油を使わずに調理してもよい。その場合は、だし汁を注いで、ひと煮立ちしたらきのこを入れる。

きのこのヨーグルトスープ

エネルギー	脂質	コレステロール	食物繊維	食塩
150 kcal	8.2 g	28 mg	3.2 g	1.4 g

材料（2人分）

しいたけ2枚　えのきたけ50g　しめじ50g
マッシュルーム（水煮缶詰）25g　たまねぎ70g
ベーコン2枚　バター5g　固形コンソメ1/2個
ぬるま湯1カップ　ヨーグルト100g
牛乳1/2カップ　塩·こしょう各少々

作り方

①しいたけは石づきを取り薄切りにする。えのきたけ、しめじは石づきを取ってほぐしておく。たまねぎとベーコンは薄切りにしておく。
②鍋にバターを入れて火にかける。たまねぎ、ベーコンを炒めてしんなりしてきたら、きのこをすべて入れ、弱火でこがさないように炒める。
③小ボウルに湯と固形コンソメを入れ、ヨーグルトと牛乳を加えて混ぜておく。
④鍋の中が全体にしんなりしてきたら❸のスープをこしながら入れる。
⑤再び沸騰したら塩、こしょうで調味し、器に盛る。

春 夏
秋 冬

小松菜

カロテンやミネラルの含有量はトップクラス

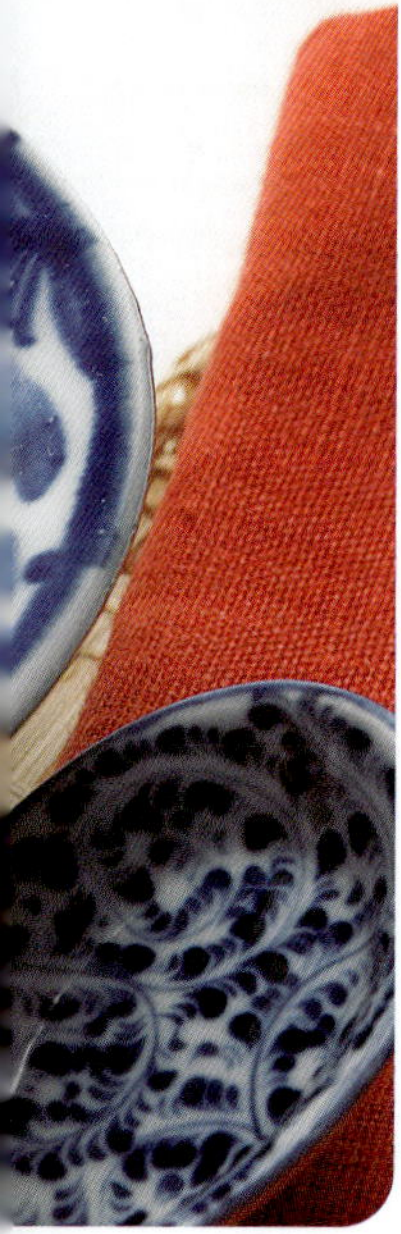

小松菜のザーサイスープ

作り方は**P.60**

おもな栄養素	予防・改善
カロテン	高血圧症
ビタミンC	貧血
ビタミンK	骨粗しょう症
鉄	かぜ
カリウム	ストレス
カルシウム	美肌
など	など

栄養素と働き

野菜のなかではカルシウムの含有量がトップクラスの小松菜。骨にカルシウムが沈着するのを助けるビタミンKも含む野菜ですから、骨粗しょう症の予防・改善には相乗効果が期待できます。また、鉄も含まれているので、貧血予防にも役立ちます。

カロテンを筆頭にビタミンCやKもたっぷり含まれていますので、かぜの予防や美肌作りにも効果があります。

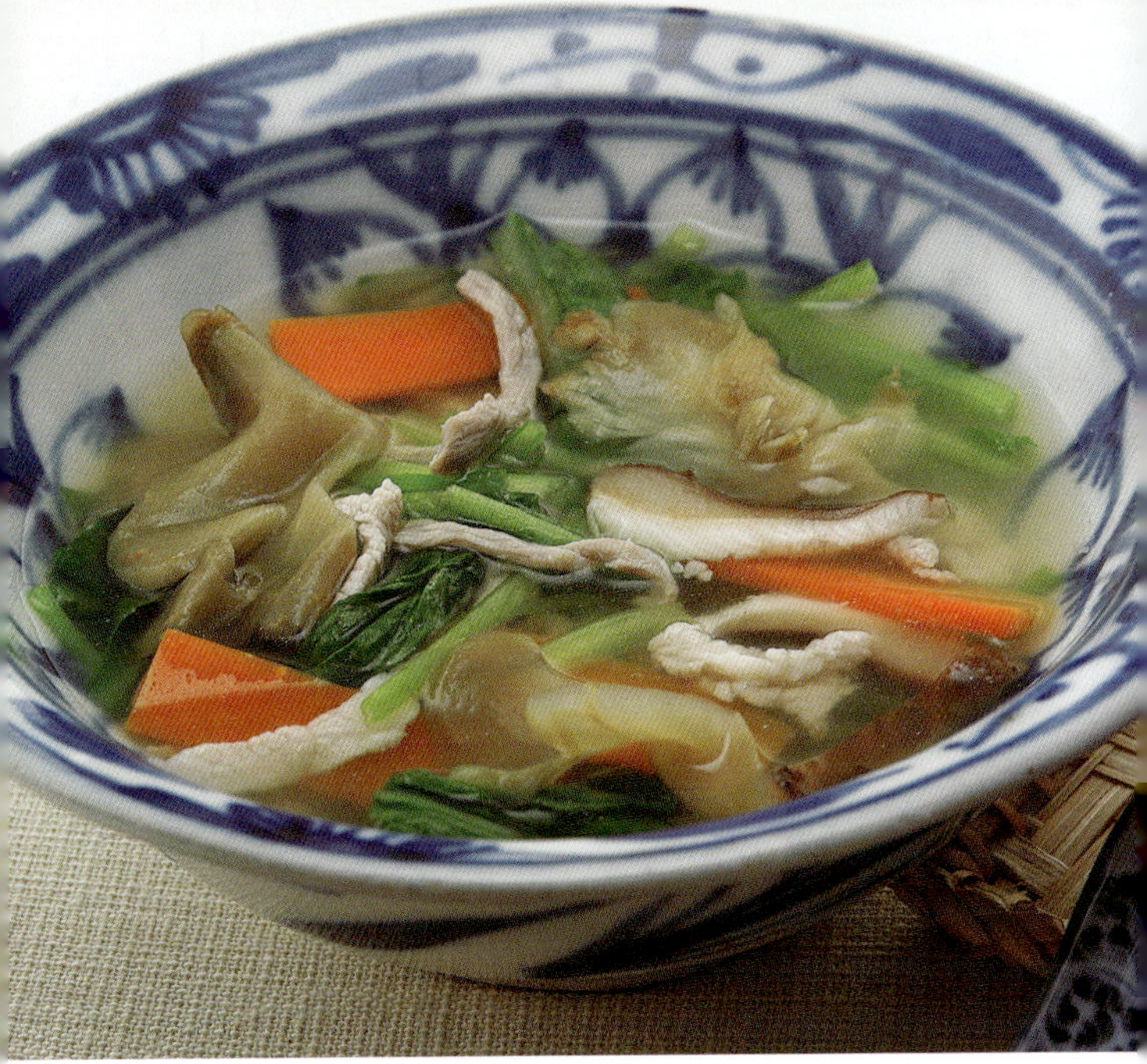

●選び方・保存方法

大ぶりの株で、根から葉先までピンと張って大きくしっかりしたものを選ぶ。とくに12〜1月の露地ものは栄養価が高く、葉が青々としていて甘い。

●スープにしたときの注意点など

水溶性ビタミンも多いので、煮て汁ごと飲めるスープはとてもよい料理法。旬の露地ものは甘みがとても出るので、少し調味料の加減をかえる。

小松菜に含まれる亜硝酸塩は、アミンを含む食品と組み合わせると発がん物質生成のおそれがあるので、毎回ベーコンやソーセージと合わせる、ということは避けたほうがよい。

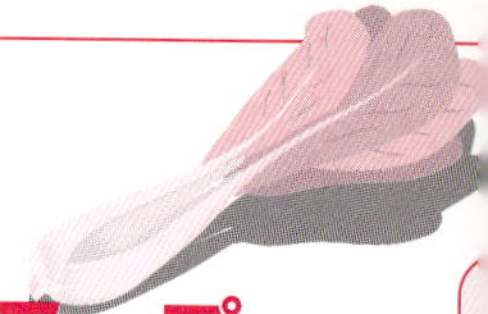

小松菜のザーサイスープ

エネルギー	脂質	コレステロール	食物繊維	食塩
68 kcal	2.2 g	13 mg	3.0 g	2.0 g

材料（2人分）

小松菜100g　にんじん40g　干ししいたけ1枚
豚こま切れ肉40g　ザーサイ40g
鶏ガラスープの素小さじ1/2
Ⓐ[酒·しょうゆ各小さじ1/2　こしょう少々]
片栗粉大さじ1/2

作り方

① 小松菜は3cm長さ、にんじんは短冊に切っておく。干ししいたけは戻して、5mmの薄切りにする（戻し汁はとっておく）。豚肉は細切りにしてⒶで下味をつけ、片栗粉をまぶしておく。
② しいたけの戻し汁に水（分量外）を足して2カップとし、スープの素とともに鍋に入れて火にかける。沸騰したらにんじん、しいたけを入れ3分煮る。豚肉を加え、火が通ったらザーサイと小松菜を茎、葉の順に入れる。さらに2分煮てできあがり。

Memo

·かたまりで売られているザーサイは、塩分の強いものが多いので、薄切りにしてから水につけ、塩抜きしてから使うとよい。

小松菜のかきたま汁

エネルギー	脂質	コレステロール	食物繊維	食塩
55 kcal	2.9 g	105 mg	1.0 g	1.5 g

材料（2人分）

小松菜100g　卵1個　だし汁450mL
塩少々　うすくちしょうゆ小さじ1/3　酒小さじ1

作り方

①小松菜は洗って2cm長さに切る。卵は割って溶いておく。
②鍋にだし汁を煮立て、小松菜の茎を入れる。1分経ってから葉を入れる。
③塩、しょうゆ、酒で調味し、ふたをして3分煮たら火を強めて卵を回し入れる。ふわっと散ったところで火を止め、器に盛る。

Memo

・卵は、大きいものなら4人分に対して1個くらいでもよい。
・カリウム、カルシウム、鉄、ビタミンAなどが豊富に含まれているうえ、手軽に作ることができる一品。忙しいときにもおすすめ。
・コレステロールが気になる場合は、卵の代わりに豆腐100gでもよい。

春 夏
秋 冬

たまねぎ

血液をサラサラにする野菜の代表

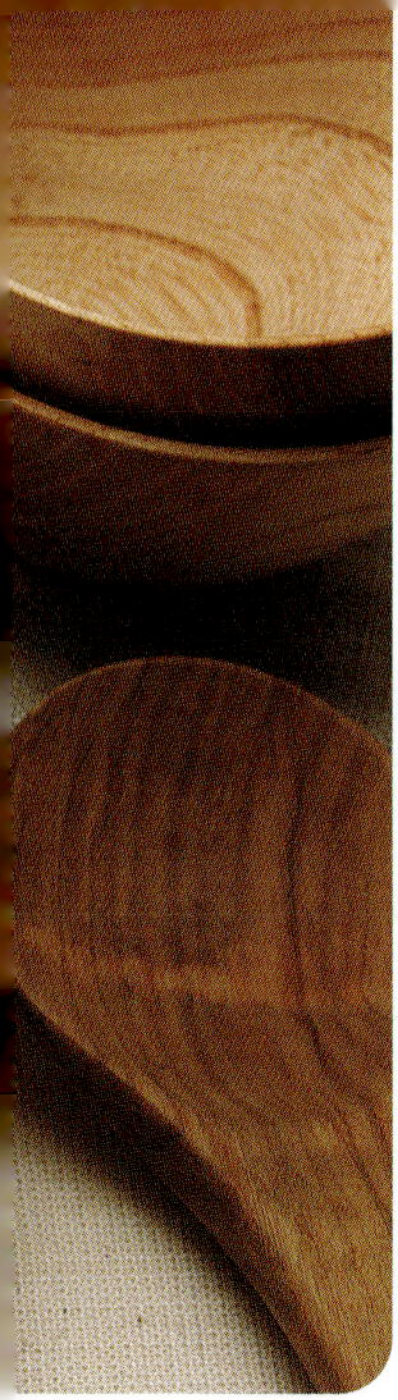

丸ごとたまねぎと塩豚の煮込み

作り方は**P.64**

おもな栄養素	予防・改善
硫化アリル	高血圧症
硫化プロピル	食欲不振
ビタミンB_1	不眠症
アリシン	疲労回復
ケルセチン	かぜ
など	血液サラサラ
	糖尿病
	など

●栄養素と働き

たまねぎのツンとする香りや味の成分は硫化アリルといい、新陳代謝を高めたり胃腸を守ったりする物質。加熱されることで甘く、風味あるものにかわります。また、別の辛み成分である硫化プロピルは血糖値を下げる効果があり、糖尿病を予防します。

　表皮の部分には、ポリフェノール類のケルセチンという色素が含まれており、抗酸化作用や血栓予防の効果があります。煎じて飲むと効果的なので、

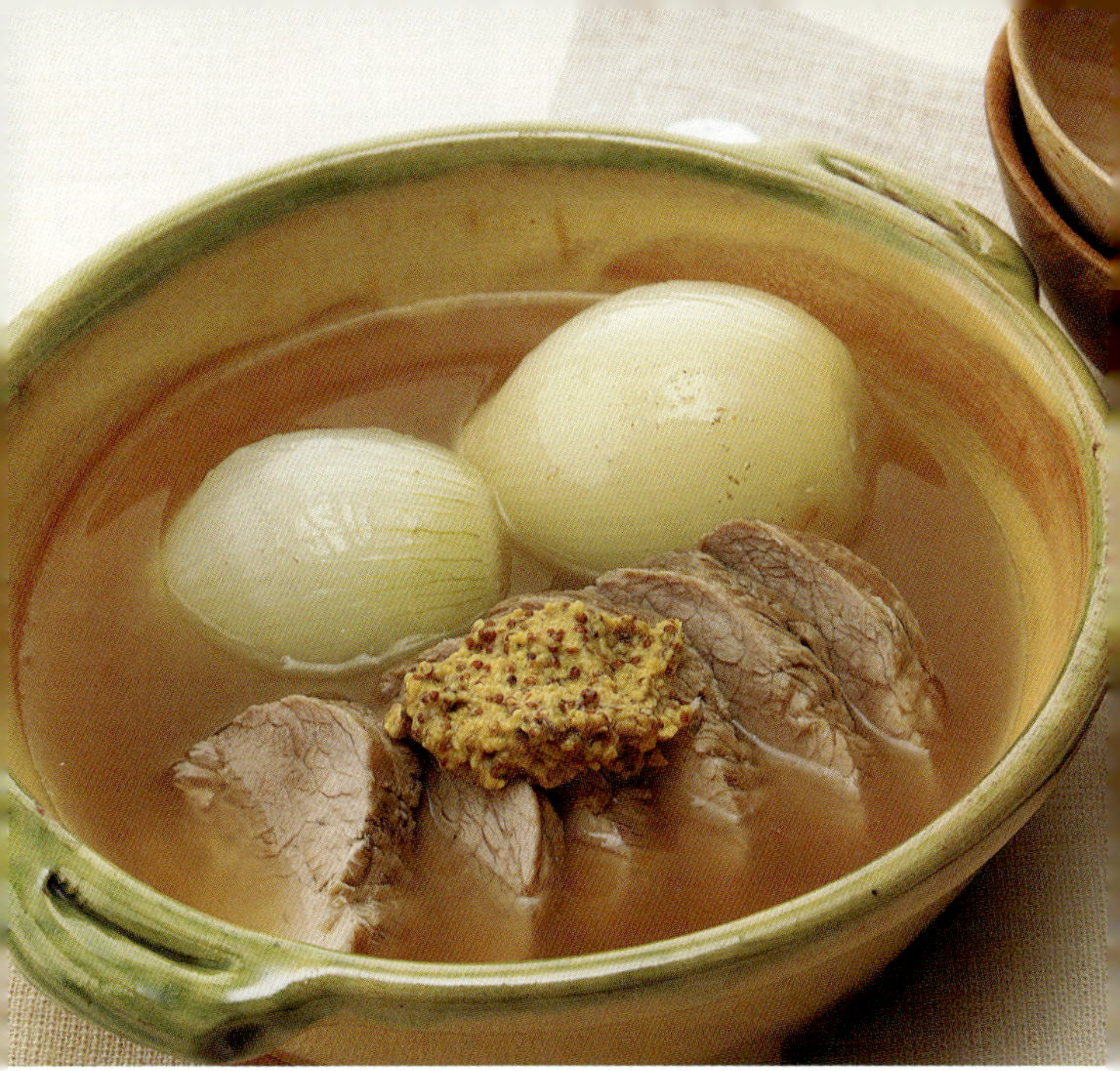

スープの野菜ブイヨンを作るときには、表皮も入れるとよいでしょう。

●選び方・保存方法

表皮がしっかり乾燥してつやがあるもの、頭の部分がやわらかくなっていないものを選ぶ。風通しのよい涼しいところで保管しておく。

●スープにしたときの注意点など

たまねぎはどんなスープにもよく合うが、加熱時間をしっかりとることと適量入れることを心がける。とくに新たまねぎや白たまねぎなどを入れ過ぎると、スープの味が予想外に甘くなってしまうので気をつける。

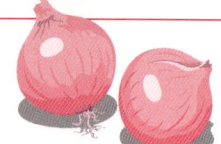

丸ごとたまねぎと塩豚の煮込み

エネルギー	脂質	コレステロール	食物繊維	食塩
203 kcal	8.3 g	52 mg	2.4 g	2.0 g

材料（2人分）

豚もも肉（かたまり）150g　たまねぎ300g
塩小さじ1弱　こしょう少々　水適量
固形コンソメ1/2個　ブーケガルニ1袋
粒マスタード適宜

作り方

①豚もも肉は脂身が多ければそぎ、塩、こしょうをしっかりこすりつけて、ビニール袋などに入れ、1日冷蔵庫で保存しておく（たこ糸でしばるか網つきを利用する）。たまねぎは表皮をむいておく。
②大きめの鍋に、豚肉とたまねぎを並べ、ひたひたの水と固形コンソメ、ブーケガルニを入れ、あくを取りながら2～3時間煮る。
③たまねぎを丸のままスープ皿に置き、スライスした肉を並べる。好みで粒マスタードをのせる。

Memo

·ブーケガルニは、パセリやタイムなど数種類の香草類を束ねたもの。ない場合は、パセリの軸やローリエ、セロリなどで代用できる。

·豚のかたまり肉を使用することで、主菜にもなるスープ。

たまねぎとわかめのみそ汁

エネルギー	脂質	コレステロール	食物繊維	食塩
41 kcal	0.9 g	0 mg	1.4 g	1.5 g

材料（2人分）

たまねぎ80g　わかめ（塩蔵）15g（戻したもの約30g）　みそ大さじ1強　だし汁2カップ

作り方

①たまねぎは、薄切りにする。
②わかめは洗って水で戻し、水気をきって食べやすく切る。
③鍋にだし汁を沸かし、たまねぎを入れる。沸騰させ少し煮てから、わかめを加える。
④最後にみそを溶き入れ、火を止める。

Memo

·海藻は毎日でもとりたい食品のひとつ。スープ（汁物）にすると、量を食べやすくなる。

春 夏
秋 冬

かぶ

葉も捨てずにスープで丸ごといただく

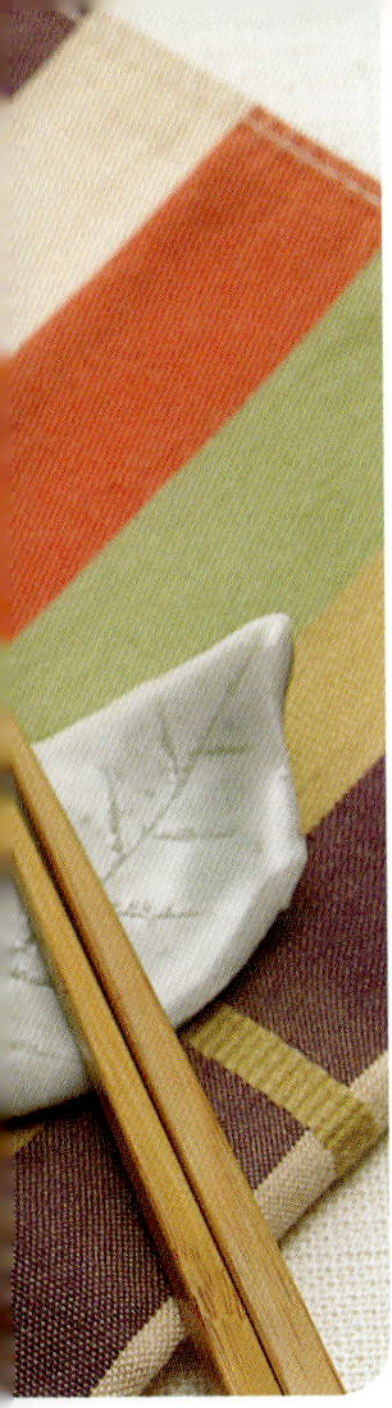

かぶら汁

作り方はP.68

おもな栄養素

アミラーゼ(根)
カロテン類(葉)
カルシウム(葉)
鉄(葉)
食物繊維(葉)
ビタミンB_2(葉)
ビタミンC(葉)
など

予防・改善

胃炎
がん予防
貧血
骨粗しょう症
など

栄養素と働き

かぶの根には、カリウムとアミラーゼがたっぷり含まれています。かぶは軟らかいうえに、消化酵素のアミラーゼが消化を助けるので、胃潰瘍・胃炎の人や高齢者にも適した食品です。

葉の部分は緑黄色野菜に分類され、カロテンやビタミンB_2、Cなどが豊富で、疲労回復や免疫強化作用があります。カルシウムや鉄も多く含まれていますから、骨粗しょう症の予防に効果があります。また、赤血球の生成に役

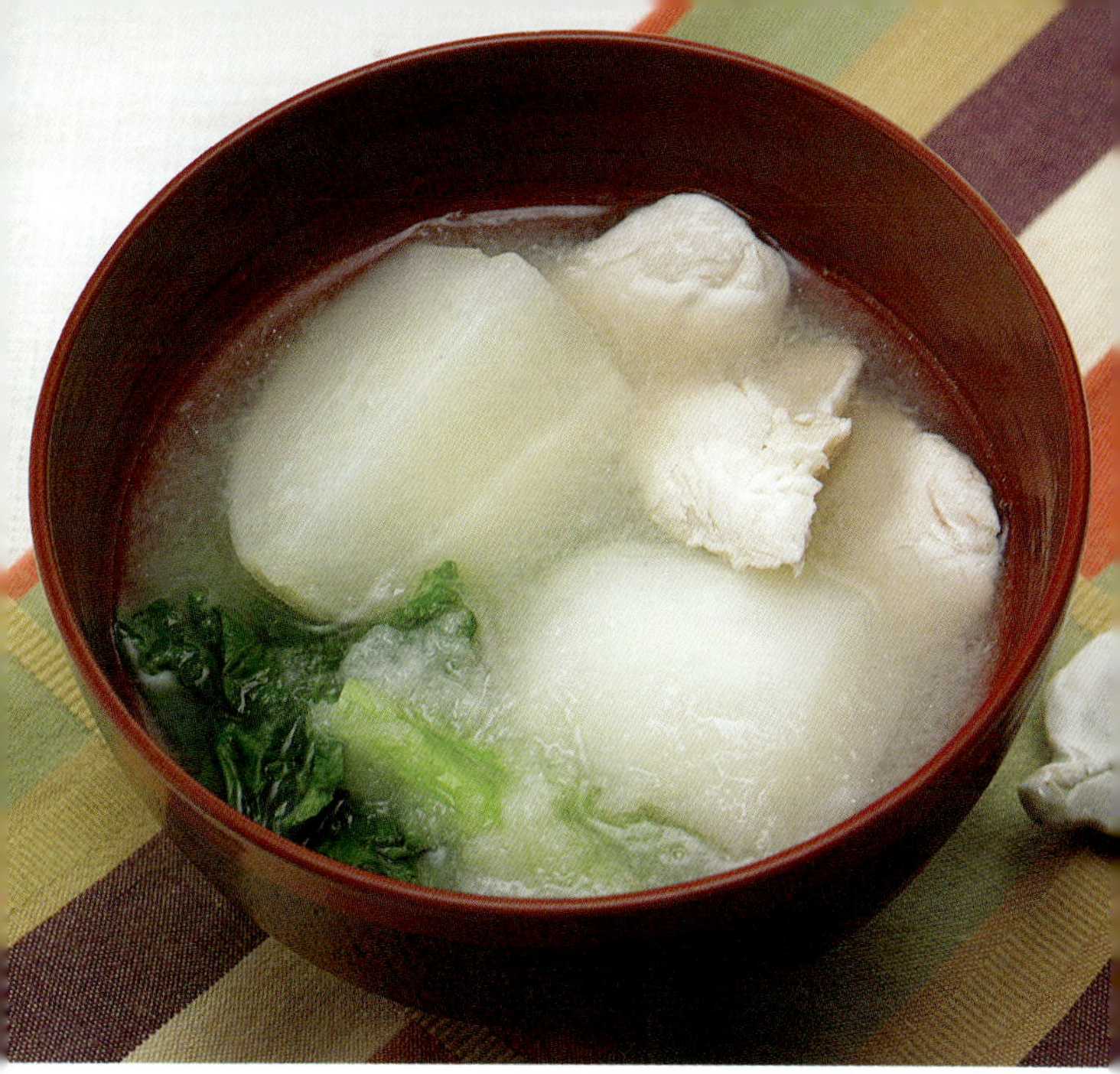

立つ葉酸は、鉄と相乗効果をもたらして、貧血を予防します。

●選び方・保存方法

葉の鮮度が高く、みずみずしいもの、根は表面がすべすべしていて純白なものがよい。根は大き過ぎると、すが入っている可能性があるので避ける。購入後はすぐに葉を切り、早めに食べきる。

●スープにしたときの注意点など

根の部分は火の通りが早いので、時間がないときの椀種に最適。保温性の高い鍋を使うときは、煮過ぎないよう注意が必要。

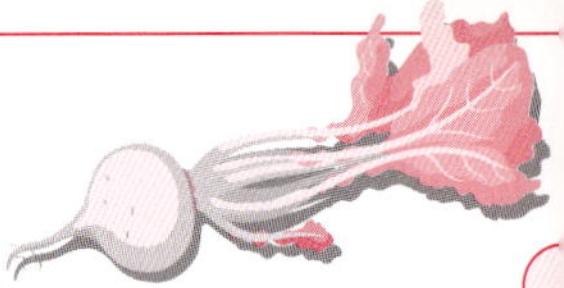

かぶら汁

エネルギー	脂質	コレステロール	食物繊維	食塩
63 kcal	0.5 g	17 mg	1.8 g	1.7 g

材料（2人分）

かぶ180g　かぶの葉40g　鶏ささ身1本
Ⓐ［酒·塩各少々］　片栗粉少々　だし汁2カップ
塩少々　しょうゆ小さじ1/2　片栗粉小さじ1弱

作り方

①かぶの白い部分（根）は、皮をむいて半量はくし形（4等分）にし、半量はすりおろして軽く水気をきる。葉は湯がいて3cm長さに切っておく。
②鶏ささ身は筋を取ってそぎ切りにし、🅐で下味をつけ、片栗粉をまぶす。
③鍋にだし汁と塩、しょうゆ、かぶを入れて火にかける。沸騰したらささ身を加え、ほぐしながら3分煮る。
④❸に水溶き片栗粉を流し入れ、おろしたかぶを入れる。
⑤椀に水気をきったかぶの葉を入れ、❹を注ぐ。

Memo

·かぶに含まれるアミラーゼは消化を助ける酵素で、生食がよいといわれている。胃が重いときは、おろしたかぶをそのまま椀に入れるとよい。

かぶのミルクスープ

エネルギー	脂質	コレステロール	食物繊維	食塩
161 kcal	6.4 g	145 mg	1.4 g	1.4 g

材料（2人分）

かぶ120g　かぶの葉40g　シーフードミックス100g　バター5g　固形コンソメ1/2個
水·牛乳各1カップ　塩·こしょう各少々

作り方

①かぶの白い部分（根）は、皮をむき半分に切る。葉は2cm長さに切っておく。

②かぶが並ぶ大きさの鍋にバターを熱し、シーフードミックス、かぶ、かぶの葉を炒め、バターがなじんだら水とコンソメを加える。煮立ったらあくを取り、弱火で6〜7分間煮る。

③牛乳を加え、ひと煮立ちしたら、塩、こしょうで味を調える。

Memo

·かぶはすぐに火が通るので、時間がないときでもおすすめの一品。

·かぶの葉がない場合は、小松菜で代用できる。

·塩が多く含まれているシーフードミックスもあるので❸で加える塩の量は、味見をしてから決める。

·牛乳だけでなく、かぶの葉からもカルシウムがとれる。

春 夏
秋 冬

はくさい

インドール化合物ががん予防に効果的

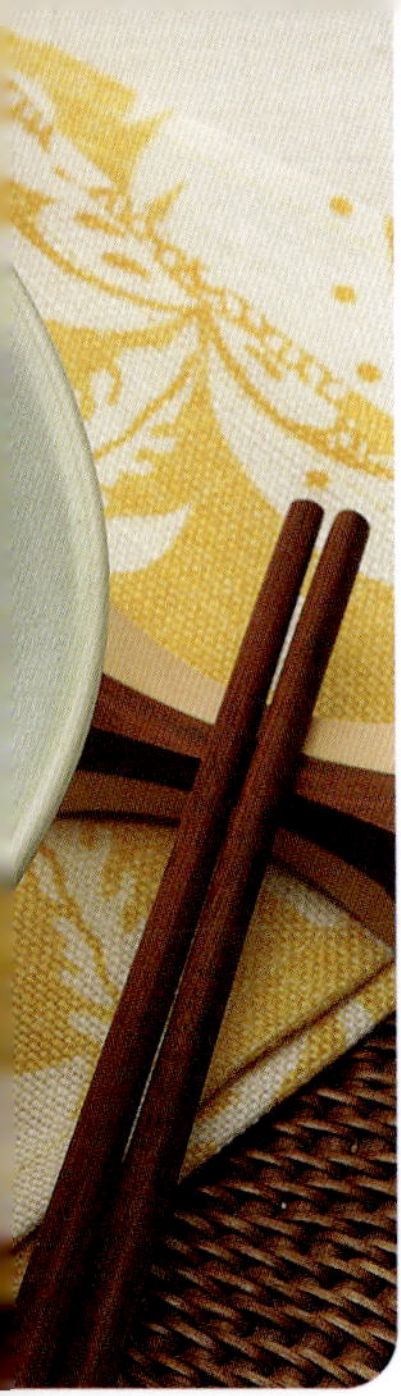

はくさいの豆乳鍋スープ

作り方はP.72

おもな栄養素

ビタミンC
カリウム
食物繊維
など

予防・改善

高血圧症
免疫強化
かぜ予防
疲労回復
がん予防
ダイエット
など

●栄養素と働き

はくさいに多く含まれるカリウムは、血圧降下や利尿作用があります。また、アブラナ科の野菜全般に含まれるインドール化合物には、がん物質の抑制効果が期待できます。

水分や食物繊維も多いので満腹感が出やすく、低エネルギーでダイエットに欠かせない野菜です。とくに煮るとかさがぐっと減り、たくさん食べることができます。

韓国の漬物の一種、はくさいキムチ

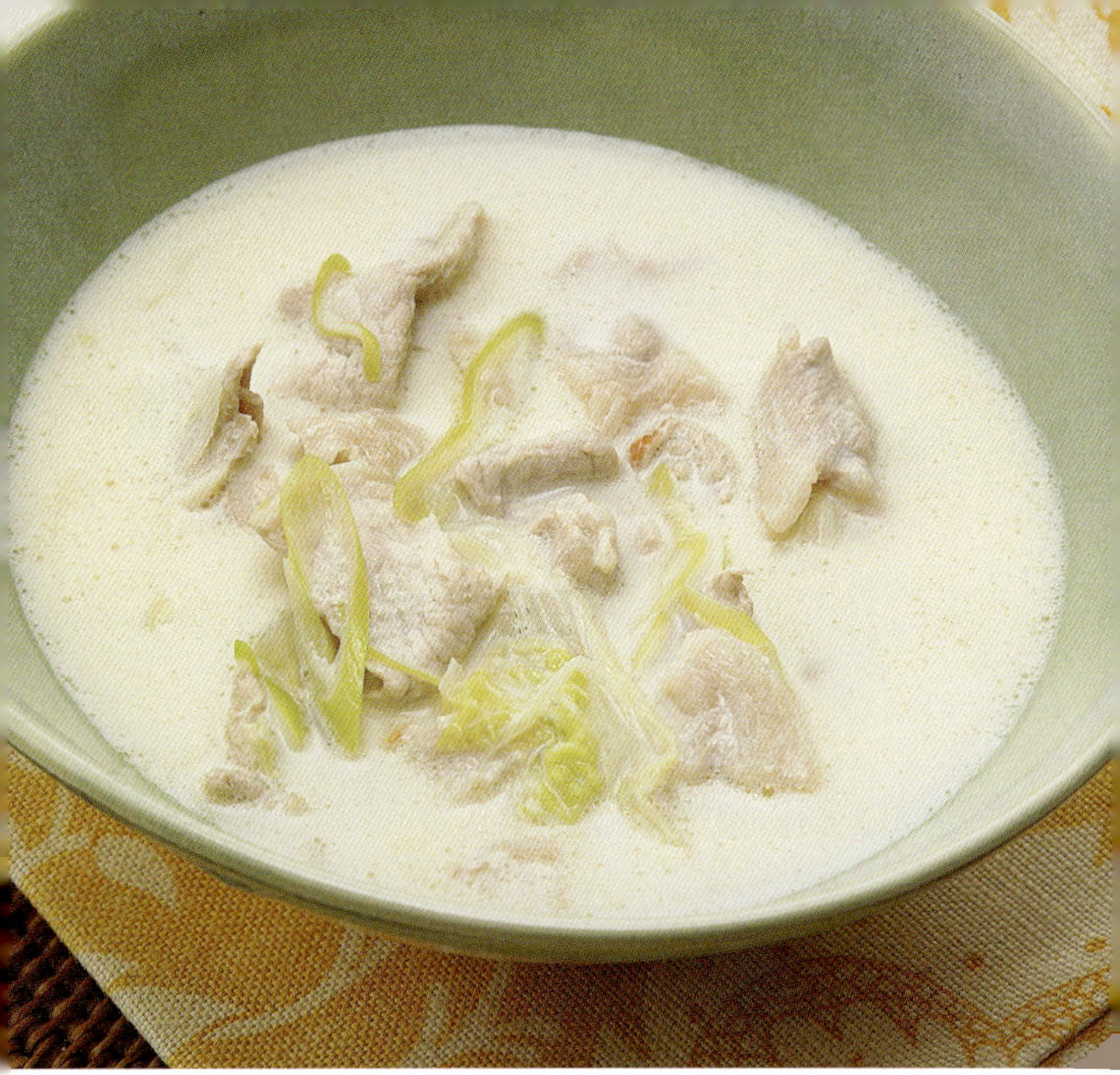

には、はくさいの栄養効果に加え、乳酸菌の発酵によって、疲労回復効果や整腸作用があります。

●選び方・保存方法

ずっしりと重みがあり、葉がみずみずしいもの。カットされている場合は、断面の盛り上がっていないものを選ぶ。

●スープにしたときの注意点など

上部の葉と下部の芯の部分では、切り方や加熱時間などをかえること。葉と芯を分けて、葉はざく切り、芯はそぎ切りにし、必ず芯から鍋に入れるようにする。

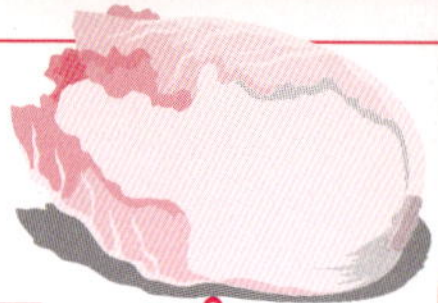

はくさいの豆乳鍋スープ

エネルギー	脂質	コレステロール	食物繊維	食塩
96 kcal	3.9 g	9 mg	2.1 g	1.6 g

材料（2人分）

はくさい200g　豚薄切り肉25g　ねぎ50g
豆乳200mL　水100mL
鶏ガラだしの素小さじ2　ごま油·塩各少々

作り方

①はくさいは芯の部分をそぐように切り、葉はざく切りにする。豚肉はひと口大、ねぎは斜め切りにする。
②鍋にごま油を敷き、❶を炒める。
③❷に豆乳、水、鶏ガラだしの素を加え、はくさいがとろっとしてくるまで煮る。
④塩で調味する。

Memo

·豆乳は牛乳同様に、ふきこぼれやすく、こげつきやすい。火加減には十分注意する。

·はくさいのインドール化合物と豆乳のイソフラボンが免疫力を高め、がんの予防に役立つ。

第2章

症状別 健康スープ

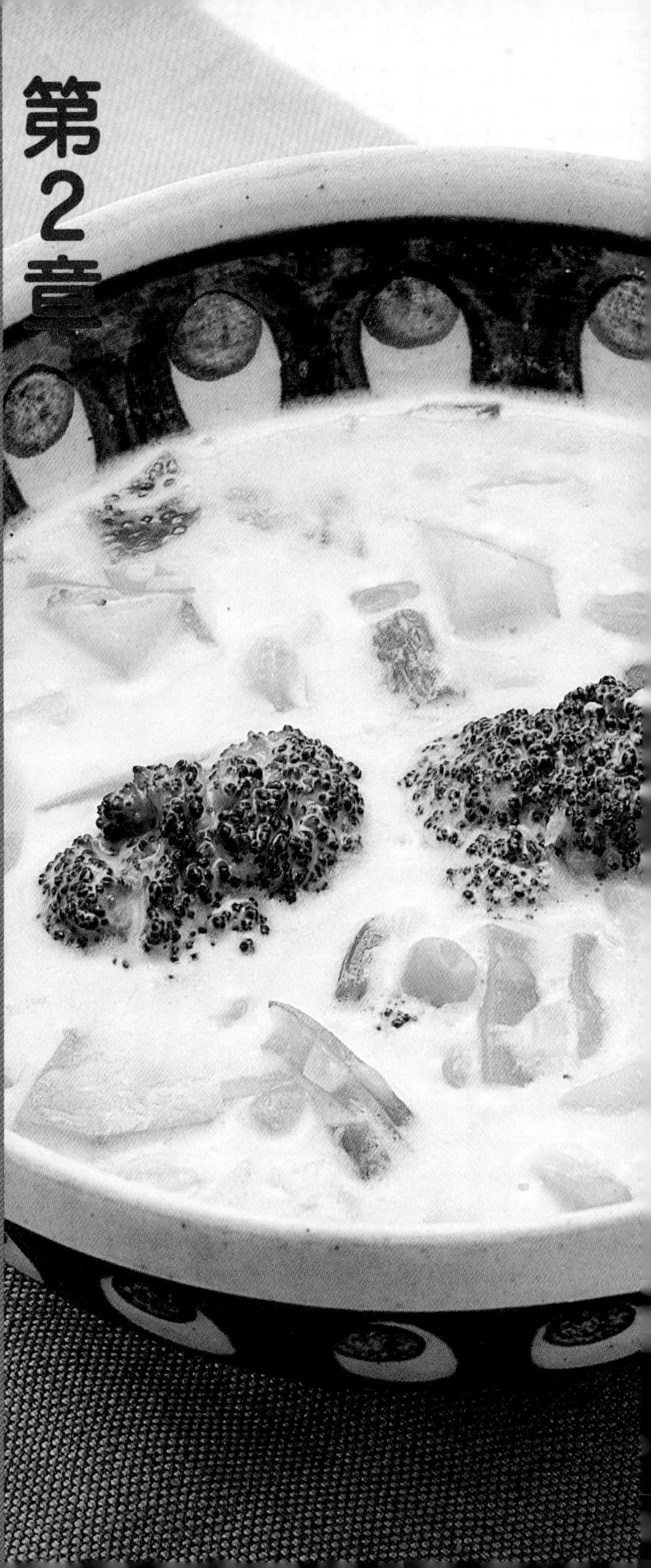

糖尿病

血糖値の上昇を抑える栄養素を中心に

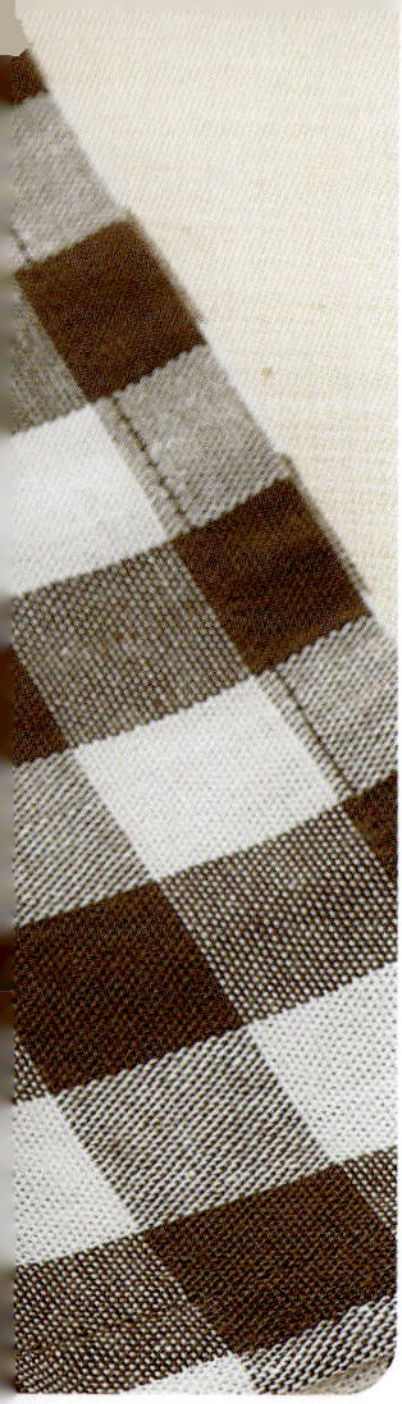

ひじき入りミネストローネ

作り方は**P.76**

役立つ栄養素	役立つ食品
硫化アリル	たまねぎ
カテキン	にら
食物繊維	ねぎ
ビタミンC	ごぼう
ミネラル	しいたけ
など	など

膵臓から分泌されるホルモン、インスリンの不足や機能不全で、血液中の糖が高い状態が続いてしまうのが糖尿病です。多くの疾患のなかでも、もっとも食事療法が必要不可欠でしょう。

　血糖値をコントロールするには、適正なエネルギー量をとることと、バランスの取れた食事にすることが大切となります。病名から誤解をされがちですが、糖分ばかりでなく、脂質、食塩のとり過ぎにも気をつけなければいけません。

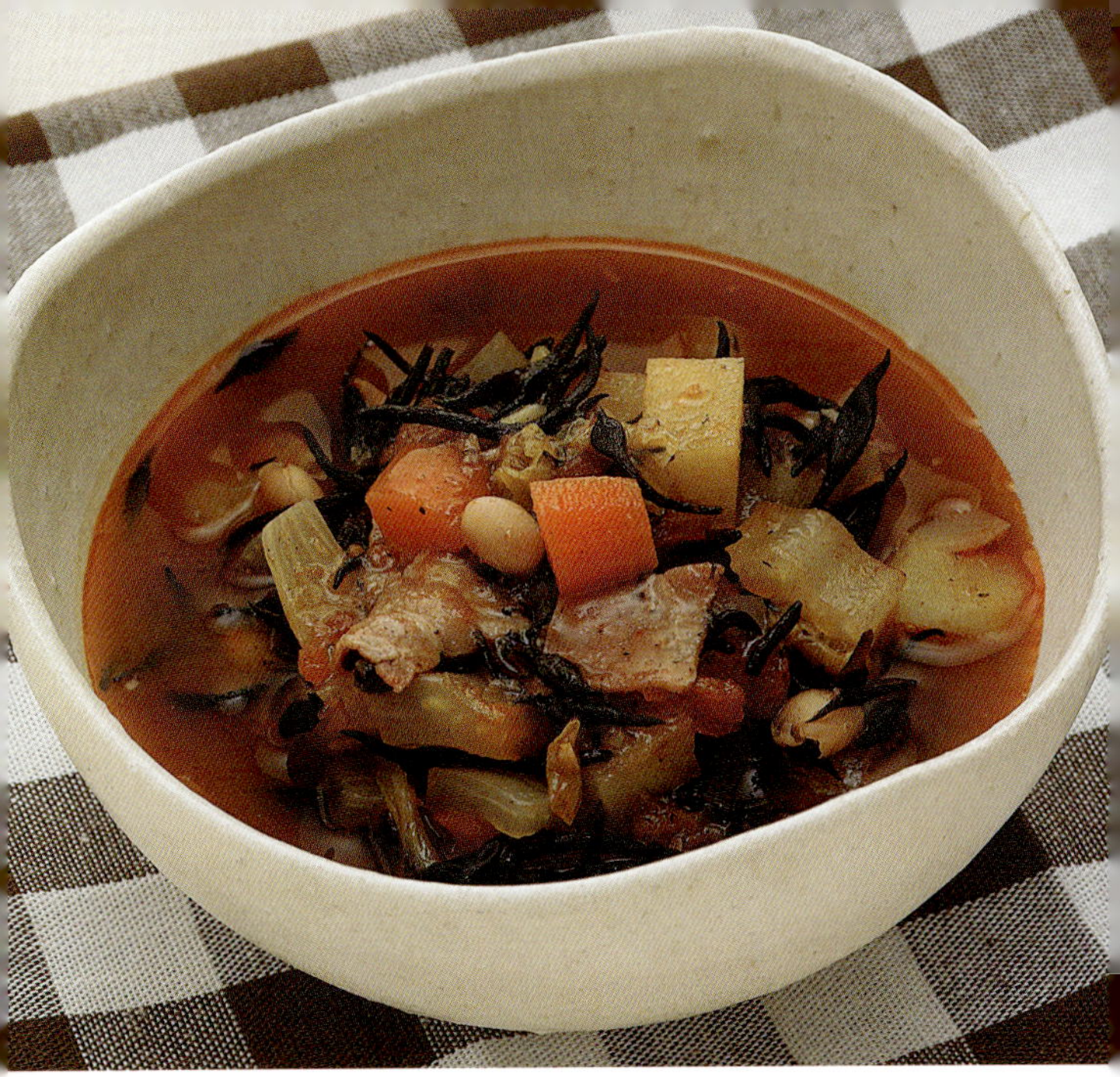

●役立つ栄養素と食品

食物繊維やタウリンなどは食後の血糖値の急激な上昇を妨げたり、コレステロール値を下げるなど、糖尿病の予防・改善に役立つ栄養素です。

スープは水分が多く食材の風味が汁に溶け出るので、エネルギー量を低く抑えられるうえ、食事に対する満足感が得られやすくなります。量を制限されることの多い食事療法においては心強い味方。ビタミンやミネラルが豊富に含まれる野菜類や海藻類のたっぷり入ったスープがおすすめです。

ひじき入りミネストローネ

エネルギー	脂質	コレステロール	食物繊維	食塩
207 kcal	8.0 g	5 mg	9.5 g	1.7 g

ほかにも 脂質異常症、骨粗しょう症、ストレス、不眠症

材料（2人分）

ひじき（乾）5g　ベーコン1枚　たまねぎ60g
にんじん30g　セロリ10g　はくさい100g
じゃがいも65g　にんにく1/2片
白いんげん（水煮缶詰）75g　トマト（水煮缶詰）200g
オリーブ油大さじ1　水2カップ　固形コンソメ1個
ローリエ1枚　塩·こしょう各少々

作り方

①ひじきは水に30分浸して戻す。ベーコンは1cm幅に切る。たまねぎ、にんじん、セロリ、はくさい、じゃがいもは1cm弱の角切り、にんにくはみじん切りにする。

②鍋にオリーブ油を熱し、にんにくを炒める。ベーコンを加えてなじんだらたまねぎ、にんじん、セロリ、はくさいを加えてよく炒める。ひじきと白いんげん豆を加えさらに炒める。

③トマト、水、固形コンソメ、ローリエを加えて15分ほど煮る。

④❸にじゃがいもを加えて、あくを取りながら15分程煮て、塩、こしょうで調味する。

かきのみぞれ汁

エネルギー	脂質	コレステロール	食物繊維	食塩
115 kcal	2.3 g	77 mg	1.3 g	2.8 g

ほかにも 貧血

材料（2人分）

かき（むき身）300g　だいこん100g　えのきたけ20g　にんじん20g　あさつき適量　酒大さじ1/2　だし汁300mL　塩少々　しょうゆ小さじ1/2

作り方

①かきはざるに入れて塩水でふり洗いし、水気をきって酒をかけておく。だいこんはすりおろして軽く水気をきる。えのきたけは軸をとって2等分、にんじんはせん切り、あさつきは小口切りにする。

②鍋にだし汁、えのきたけ、にんじんを入れて火にかけて、沸騰したところに塩、しょうゆを足し、かきを落とし入れる。

③かきがふっくらしてきたら、だいこんおろしを加え、再沸騰したら火を止めてあさつきを飾る。

Memo

・スープのよどみが気になる人は、かきを水洗いする際にだいこんおろしを使い、作ってからもすぐに食べるとよい。

食塩とエネルギー量に注意する

高血圧症

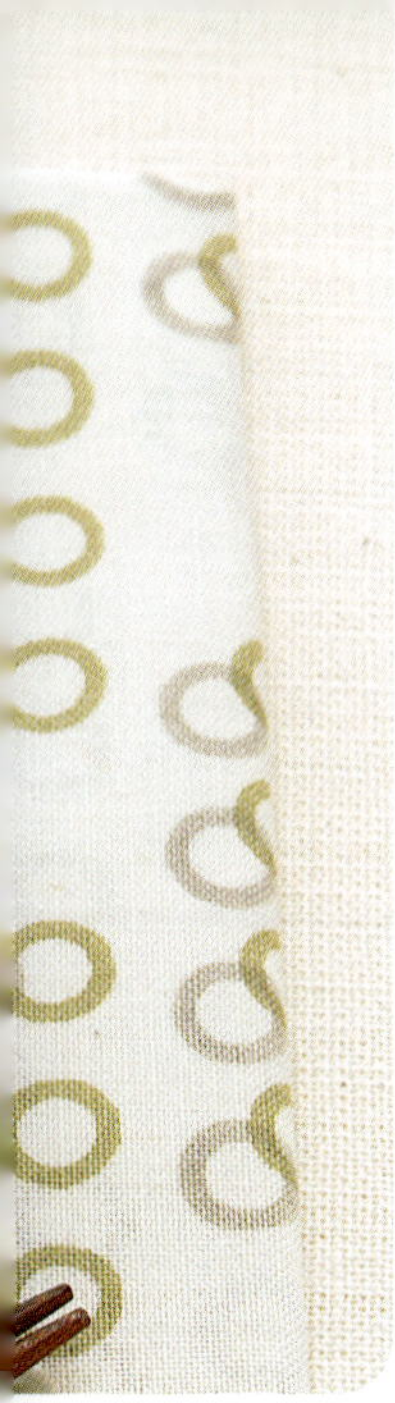

いわしつみれのみぞれ汁

作り方はP.80

役立つ栄養素	役立つ食品
カリウム	トマト
カルシウム	ほうれんそう
植物性たんぱく質	じゃがいも
食物繊維	りんご
硫化アリル	昆布
など	など

高血圧症とは、収縮期（最高）血圧が140mmHg以上または拡張期（最低）血圧が90mmHg以上と持続的に高い状態をいいます。これには加齢や運動など、さまざまな要因が関係しているのですが、最近とくに注目されているのが、食事とストレスです。

●役立つ栄養素と食品

血圧を下げる効果が期待できるのは、カリウムを多く含む野菜、いも類、海藻などです。また、これらの食品は肥満による合併症の防止に効果的な食物

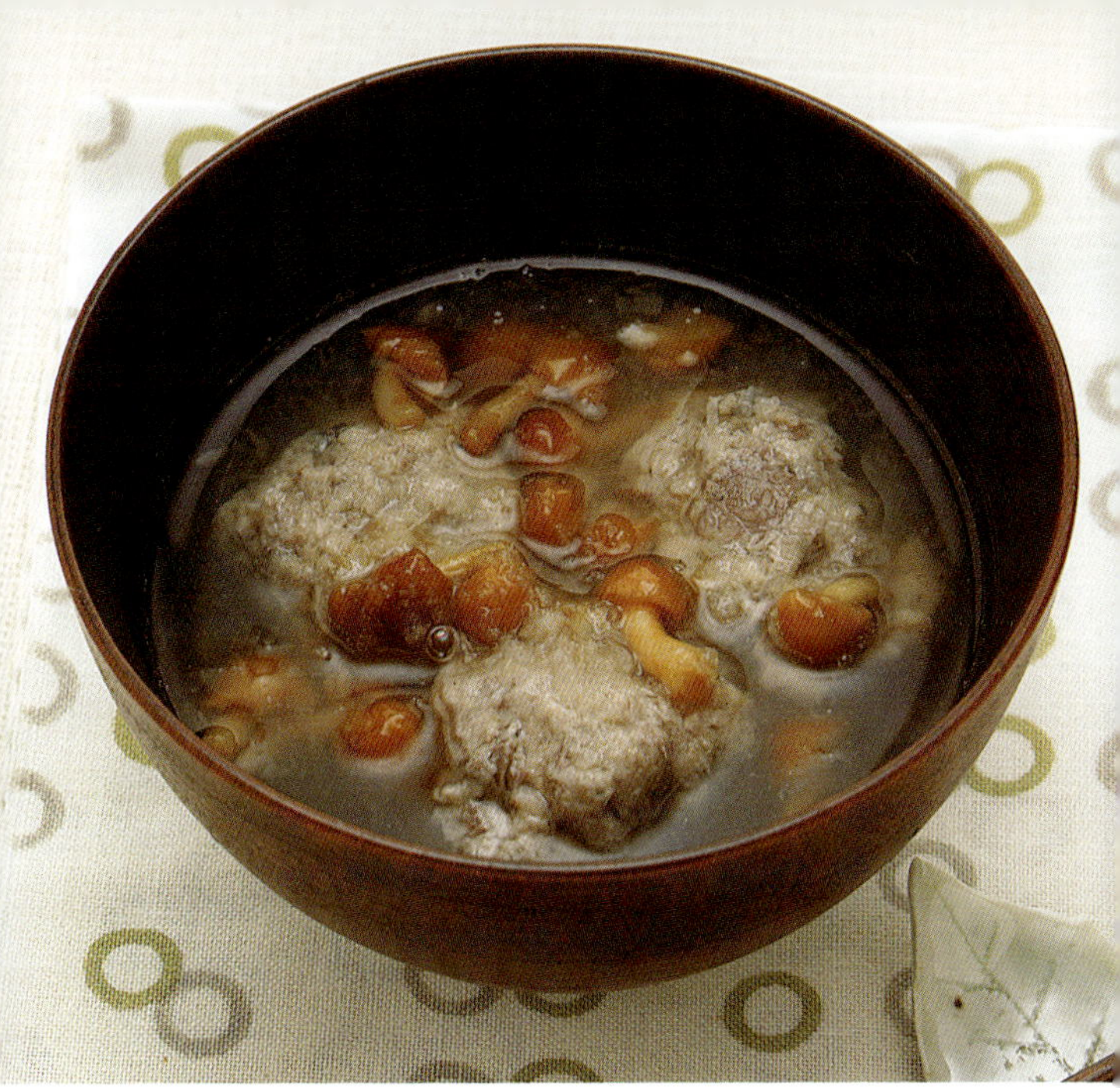

繊維も豊富に含み、かつ、スープに取り入れやすい食品です。

ただしスープ（汁物）は、汁を味わって飲むという特質上、塩分が多めになってしまいがち。酸味で味わうスープにしたり、野菜のうまみでだしをとったりしてみましょう。具だくさんにすることで汁の割合が少なくなりますから、塩分の量も減らすことができます。

また、薄味になれることはもちろん必要ですが、組み合わせるおかずを塩分の低いものにすることも大切です。

いわしつみれのみぞれ汁

エネルギー	脂質	コレステロール	食物繊維	食塩
143 kcal	6.7 g	30 mg	1.8 g	1.5 g

ほかにも 術後、美肌、骨粗しょう症

材料（2人分）

いわし2尾
Ⓐ［ねぎ15g　しょうが汁小さじ1　みそ小さじ1/2
片栗粉大さじ1/2］　だし汁2カップ
なめこ50g　だいこんおろし100g　みりん大さじ1/2
うすくちしょうゆ大さじ1/2　塩少々

作り方

①いわしは頭を取り手開きし、水でよく洗って水気をふいたら適当な大きさに切る。ねぎはみじん切りにしておく。
②いわしとⒶをすり鉢ですり合わせ（フードカッターを使ってもよい）、つみれにする。
③鍋にだし汁を入れて火にかけ、沸騰したら❷をスプーンですくい落とす。
④つみれに火が通ったら、洗ったなめことだいこんおろしを入れ、煮立ったらみりん、うすくちしょうゆ、塩で調味する。

Memo

・できれば、低脂肪なひこいわしを利用するとよい。

酸《サン》辣《ラー》湯《タン》

エネルギー	脂質	コレステロール	食物繊維	食塩
132 kcal	5.0 g	87 mg	4.2 g	1.5 g

ほかにも 疲労回復

材料（2人分）

鶏ささ身50g　トマト80g　干ししいたけ1枚　たけのこ（ゆで）30g　木綿豆腐75g　あさつき1本
Ⓐ［塩少々　酒小さじ1］
Ⓑ［水2カップ　鶏ガラだしの素小さじ1］
卵1/2個　塩少々　しょうゆ小さじ1
片栗粉大さじ1/2　ラー油小さじ1/2　酢大さじ1

作り方

①ささ身は、筋を取ってそぎ切りしてから細切りし、Ⓐをふりかけておく。トマトは湯むきして種を取りざく切り、干ししいたけは水で戻して薄切り、たけのこはせん切り、豆腐は棒状に切る。あさつきは3〜4cm長さに切っておく。②鍋にⒷ、たけのこ、干ししいたけを入れ中火にかける。煮立ったらささ身、トマトを加え、弱火にして5分程煮て、豆腐と塩、しょうゆを入れる。③❷に水溶き片栗粉を入れて軽く煮立て、溶き卵を回し入れる。④再度沸騰したら火を止めて、あさつき、ラー油、酢を入れる。

骨粗しょう症

骨を作り、強くする食品をとる

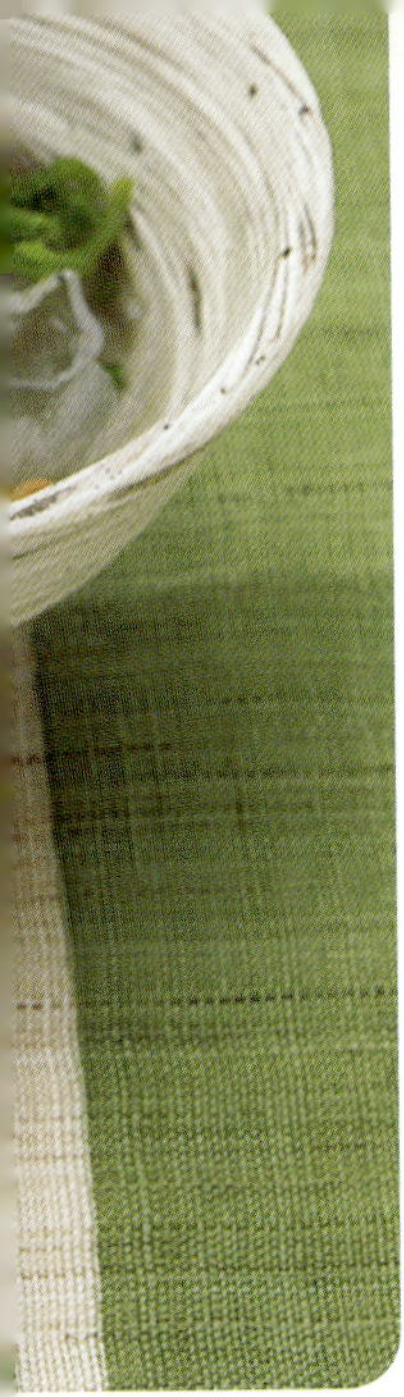

じゃこ入り納豆汁

作り方は**P.84**

役立つ栄養素	役立つ食品
カルシウム	しじみ
ビタミンD	しらす干し
ビタミンK	小松菜
など	牛乳
	納豆
	など

骨粗しょう症とは、骨を構成しているひとつであるカルシウムが、十分に体の中に入ってこないことにより、骨から遊離していき、骨が薄くもろくなってしまう病気です。

とくに女性の場合、更年期以降は女性ホルモンの減少で骨のカルシウム量そのものが急激に減少してしまいます。極端なダイエットや運動不足による筋肉量の減少も原因のひとつです。自分の骨量を知るための検査は比較的簡単ですので、ぜひ調べてもらいましょう。

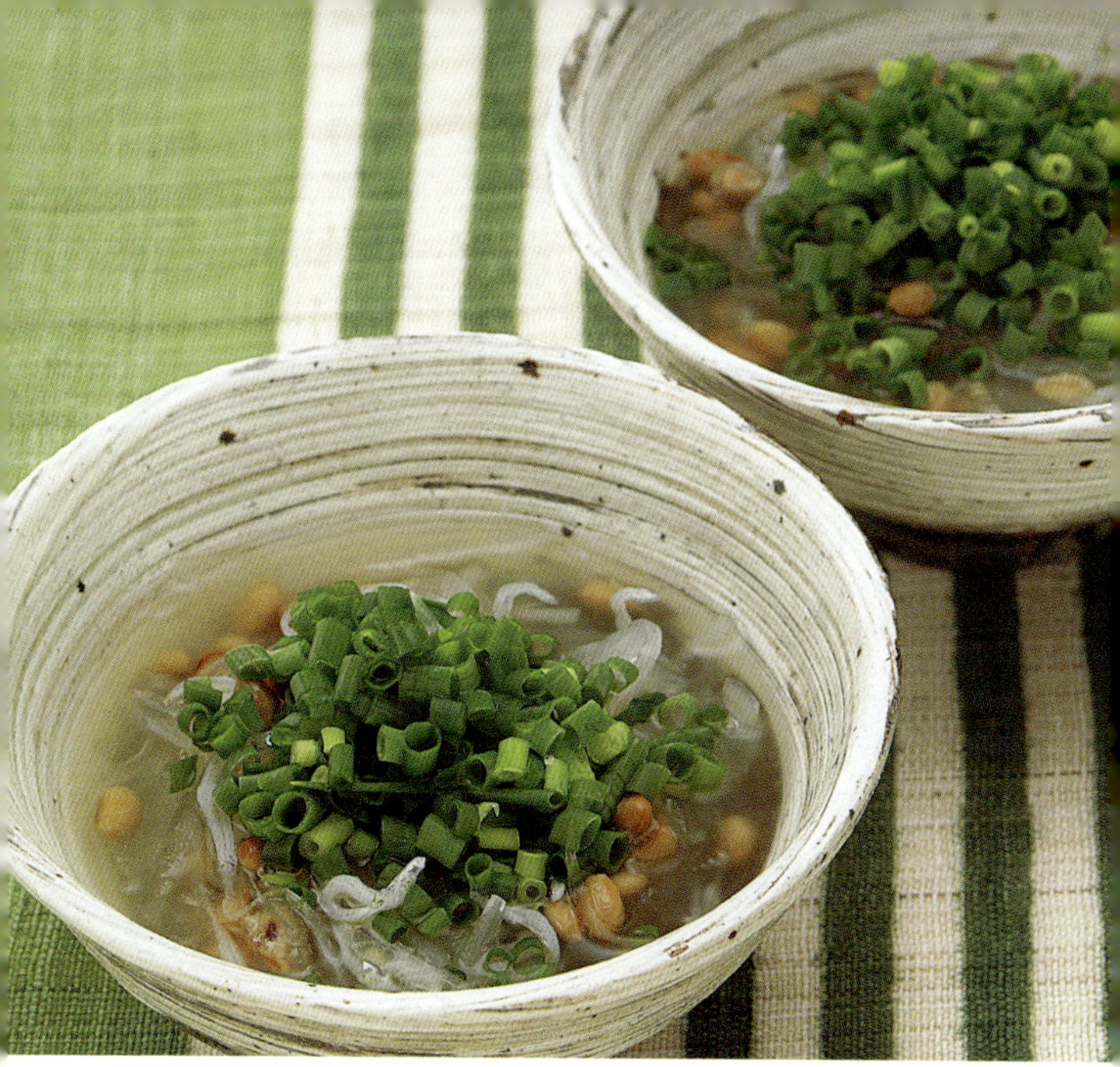

●役立つ栄養素と食品

１日に６００㎎以上のカルシウムのほか、ビタミンＤやＫなどのビタミン類の摂取も心がけましょう。

食塩をとり過ぎるとカルシウムを尿中に排泄してしまいますし、乳製品ばかりをとっても動物性脂肪のとり過ぎになったり、カルシウムの働きを助ける多くのビタミンやミネラルが足りなくなってしまいます。

骨を強くする食品はスープの材料として使いやすいものもたくさんあります。植物性のものを中心にとりましょう。

じゃこ入り納豆汁

エネルギー	脂質	コレステロール	食物繊維	食塩
97 kcal	3.2 g	10 mg	3.4 g	2.0 g

ほかにも 不眠症、高血圧症、便秘

材料（2人分）

納豆40g　だいこん200g　あさつき10g　じゃこ大さじ1　だし汁2カップ　みそ大さじ1·1/2

作り方

①だいこんはせん切りにし、あさつきは小口に刻んでおく。

②鍋にだし汁を入れて火にかけ、だいこんとじゃこを入れる。

③だいこんがやわらかくなったら、みそを溶き入れる。

④納豆は軽く混ぜほぐし、❸に加える。

⑤ひと煮立ちしたら火を止め、器に入れ、あさつきを飾る。

Memo

·まな板にラップを敷いた上に納豆をのせ、包丁でたたいてから入れると風味が増す。

·塩分のあるじゃこが入るので、みその量は控えめにする。

·納豆とみその原料となる大豆は、カルシウムやイソフラボンの供給源となる。納豆には骨を丈夫にするビタミンKもたっぷり含まれている。

さけのクリームシチュー

エネルギー	脂質	コレステロール	食物繊維	食塩
297 kcal	13 g	60 mg	3.9 g	0.8 g

ほかにも 美肌、心疾患

材料（2人分）

生さけ120g　たまねぎ120g　にんじん60g
まいたけ40g　ブロッコリー80g
牛乳300mL　バター10g　小麦粉大さじ1強
Ⓐ［固形コンソメ1/2個　湯100mL］
スキムミルク大さじ1/2　こしょう少々

作り方

① 生さけは骨と皮を取り除き、そぎ切りでひと口大にし、フライパンで両面を軽く焼いておく。たまねぎはひと口大、にんじんは3mm厚さのいちょう切りに切っておく。ブロッコリーは小房に分けて下ゆでし、まいたけはほぐす。
② 鍋にバターを溶かし、たまねぎとにんじん、まいたけをよく炒める。全体がしんなりしてきたら小麦粉をふり入れる。全体に回ったら牛乳を少しずつ加えて、とろみが出るまで混ぜる。
③ 混ぜ合わせたⒶとスキムミルクを鍋に加え、さけとブロッコリーを入れ2～3分煮込む。こしょうをふり皿に盛る。

冷え性

血行をよくし、体を中から温める

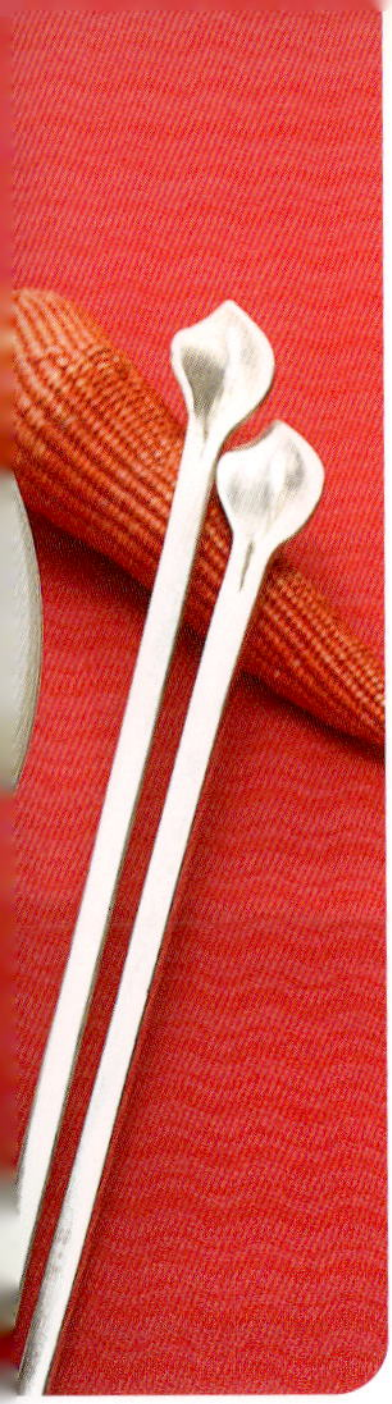

ヘルシー
ユッケジャン

作り方は**P.88**

役立つ栄養素	役立つ食品
カロテン類	かぼちゃ
ビタミンB群	しょうが
ビタミンC	たまねぎ
ビタミンE	にら
カプサイシン	にんにく
など	など

冷え性とは、自律神経やホルモンのバランスが崩れることなどによって血行が悪くなり、手足などが異常に冷えてしまうこと。女性に多く、疲れやすくなったり、頭痛や肩こり、月経痛の原因となることもあります。

入浴や運動で体を温めること、厚着をすることも大事なことですが、食事も大切なポイント。体を冷やす食品の摂取は避け、血行をよくする栄養素を積極的に取り入れましょう。冬だけでなく、夏の冷房による冷え性にも注意

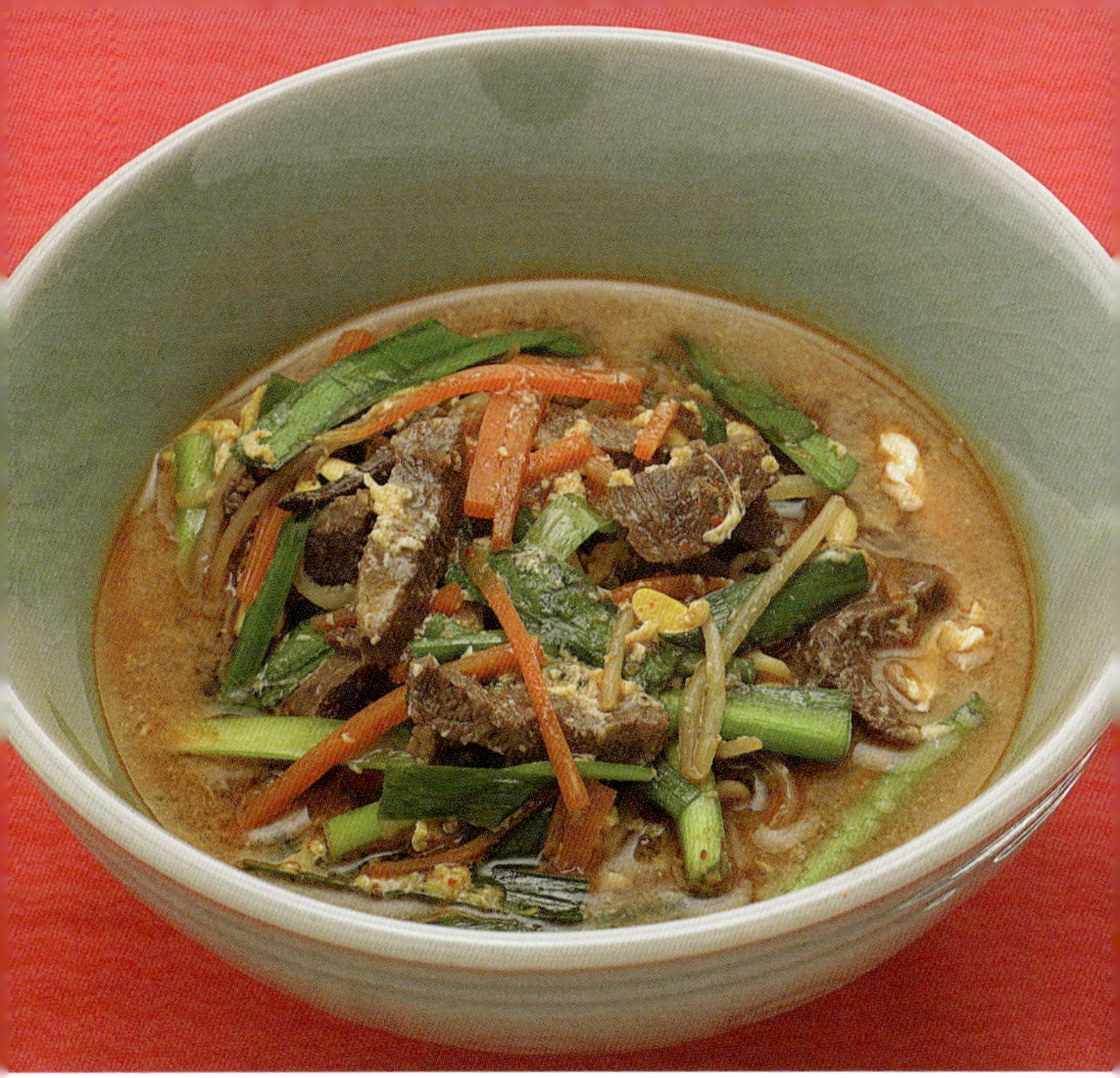

が必要です。

●役立つ栄養素と食品

血行促進は血液サラサラ効果のある栄養素、ビタミンA、B、C、Eなどです。スープにもよく使われるにんにくやしょうが、ねぎ類などの香味野菜には体を温める作用があります。

また、たんぱく質も熱産生に関係しますので、少しずつでも毎食とりたいものです。

塩分のとり過ぎによるむくみも血行を悪くしますので、塩辛くし過ぎないことも大切です。

ヘルシーユッケジャン

エネルギー	脂質	コレステロール	食物繊維	食塩
225 kcal	12.6 g	92 mg	4.1 g	2.4 g

ほかにも 貧血、かぜ

材料（2人分）

牛すね肉120g　大豆もやし100g　ぜんまい（水煮）50g　にんじん40g　にら50g　卵1/2個

Ⓐ［しょうゆ大さじ1/2　コチュジャン大さじ1弱　おろしにんにく大さじ1/2　砂糖小さじ1　粉唐がらし適宜］

ごま油大さじ1/2　みそ大さじ1/2　こしょう少々

作り方

①小鍋に650mLの水（分量外）を入れ、沸騰したら脂身を取り除いたすね肉を入れて50分程煮る。②もやしは洗ってひげを取る。ぜんまいは軽く洗って4cm長さに切る。にんじんはせん切りにする。③❶の肉を取り出して冷まし（煮汁はとっておく）、細くさいておく。④鍋にごま油を熱し、❷と❸を炒める。しんなりしてきたら、混ぜ合わせた🅐を入れてよく炒める。⑤肉の煮汁と水（分量外）を合わせて350mLにしたものを加え、煮立ったらあくを取る。火を弱めふたをして8分程煮る。⑥4cm長さに切ったにらとみそ、溶き卵を入れて2分したら火を止める。好みでこしょうをふる。

ぶりのかす汁

エネルギー	脂質	コレステロール	食物繊維	食塩
196 kcal	9.7 g	29 mg	2.5 g	1.4 g

ほかにも 貧血、かぜ

材料（2人分）

ぶり1切れ　だいこん120g　にんじん40g
油揚げ1/4枚　酒かす30g　だし汁2カップ
酒大さじ1　白みそ大さじ1弱
うすくちしょうゆ小さじ1/2

作り方

①ぶりはひと口大に切っておく（皮は、はずしてもよい）。だいこんはいちょう切り、にんじんは半月切りにする。油揚げは熱湯をかけて薄切りにする。
②鍋にだし汁とだいこん、にんじんを入れて中火にかける。煮立ったら油揚げを入れて火を弱める。
③煮汁を少量ずつ、酒かすの入ったすり鉢に入れ、混ぜる。酒かすが溶けたら、酒とみそを加えて混ぜる。
④❷にぶりと❸を入れ、弱火で5分煮る。うすくちしょうゆで味を調え、器に盛る。

Memo

・酒かすが苦手な場合は、酒かす抜きでみそ汁として食べてもおいしい。

かぜ

免疫力を高め、抵抗力を強くする

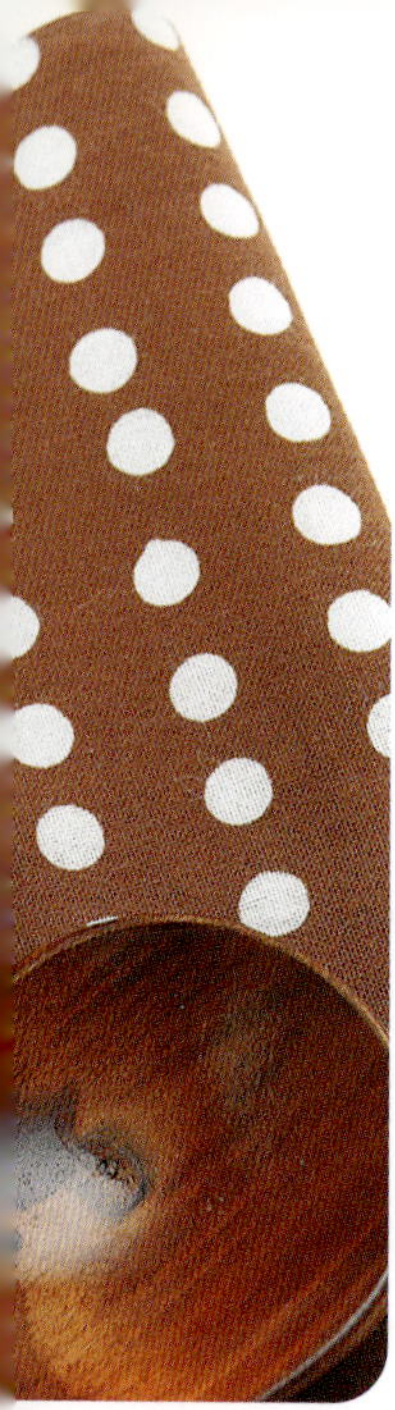

梅干しとのりのスープ

作り方は P.92

役立つ栄養素

ビタミンA
ビタミンC
レクチン
など

役立つ食品

レバー
うなぎ
チーズ
牛乳
鶏肉
など

かぜとは、多くの場合、鼻やのどなどにウイルスが感染し、発熱や頭痛、咳《せき》、鼻水などの諸症状を引き起こすもので、正しくは「かぜ症候群」と呼ばれています。

食事や運動、睡眠、ストレスのコントロールを行い、高い免疫力を維持することが最大のかぜ予防といえるでしょう。

●役立つ栄養素と食品

バランスの整った食事は、免疫力を高めますが、なかでもビタミンA、C

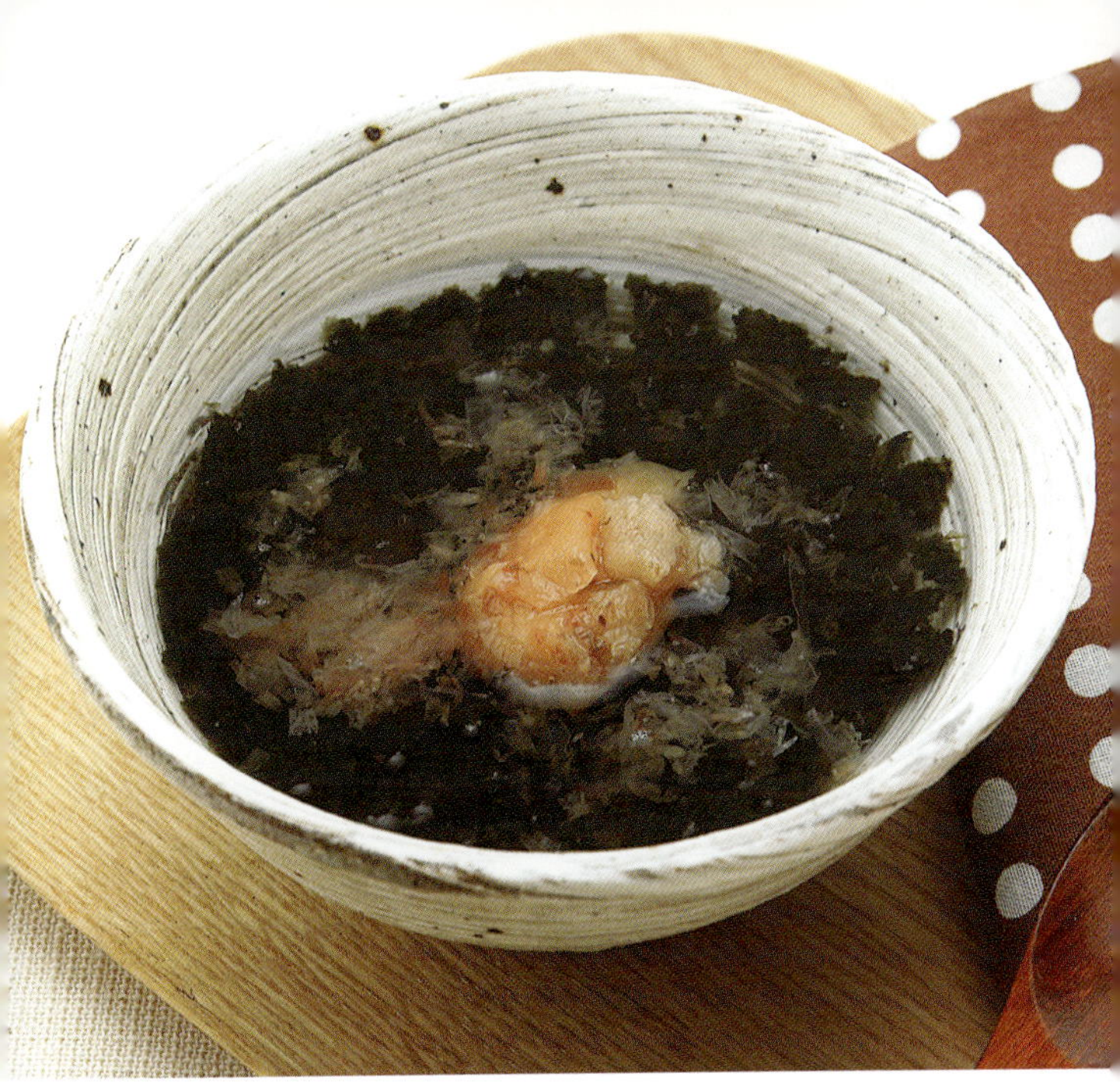

は粘膜の強化やウイルス撃退の面で直接かぜと関係があります。緑黄色野菜全般や果物をとることが大切です。

スープは栄養をとるというだけでなく、水分補給においても、体を温める面でも効果を発するかぜ対策食です。小腹がすいたときのおやつ代わりとしても、野菜入りのスープを飲んでかぜをひきにくい体を作ることが大切です。

また、かぜをひいてしまい、食欲がない時でも、エネルギーと水分の補給が必要。たんぱく質が豊富で消化のよい具を入れたスープが最適です。

梅干しとのりのスープ

エネルギー	脂質	コレステロール	食物繊維	食塩
11 kcal	0.1 g	2 mg	1.0 g	3.3 g

ほかにも 美肌、胃弱

材料（2人分）

梅干し2個　のり（全形の大きいもの）1枚
湯2カップ　削りかつお適量

作り方

①梅干しは包丁で軽くたたくか、スプーンでほぐして椀に入れる。
②のりは手でちぎって、椀に入れる。
③椀に湯を注ぎ、混ぜ合わせる。
④削りかつおを飾っていただく。

Memo

·食塩量が多めだが、梅干しが調味づけや減塩の場合もう少し低くなる。

·梅はとても強い抗菌作用をもつ。喉の殺菌や細菌性の下痢、咳止めなどに効果がある。

·のりは、ビタミンとミネラルが凝集された食品。ビタミンAも多く含んでおり、かぜで弱った粘膜を修復する。

にんにく豚汁

エネルギー	脂質	コレステロール	食物繊維	食塩
142 kcal	4.1 g	15 mg	4.5 g	2.0 g

ほかにも 冷え性

材料（2人分）

にんにく4片　豚ロース肉（薄切り）50g　だいこん80g　にんじん40g　ごぼう40g　こんにゃく30g　だし汁2·1/2カップ　油揚げ1/4枚　ねぎ20g　みそ大さじ1·1/2

作り方

①にんにくは皮をむいておく。豚肉は1cmの細切りにし、だいこんは4mm厚さ、にんじんは3mm厚さのいちょう切りにしておく。ごぼうはささがきにし、酢水（分量外）につける。

②こんにゃくは細切りにして、下ゆでしておく。油揚げは油抜きし、半分に切ってから細切りにする。

③鍋にだし汁を入れて火にかけ、豚肉を入れる。煮立ったらあくを取り、にんにく、だいこん、にんじん、ごぼう、こんにゃく、油揚げを入れる。

④火が通ったら、小口切りにしたねぎを加え、みそを溶き入れて、ひと煮立ちさせる。

胃腸虚弱

刺激が少なくやさしい味のスープは最適

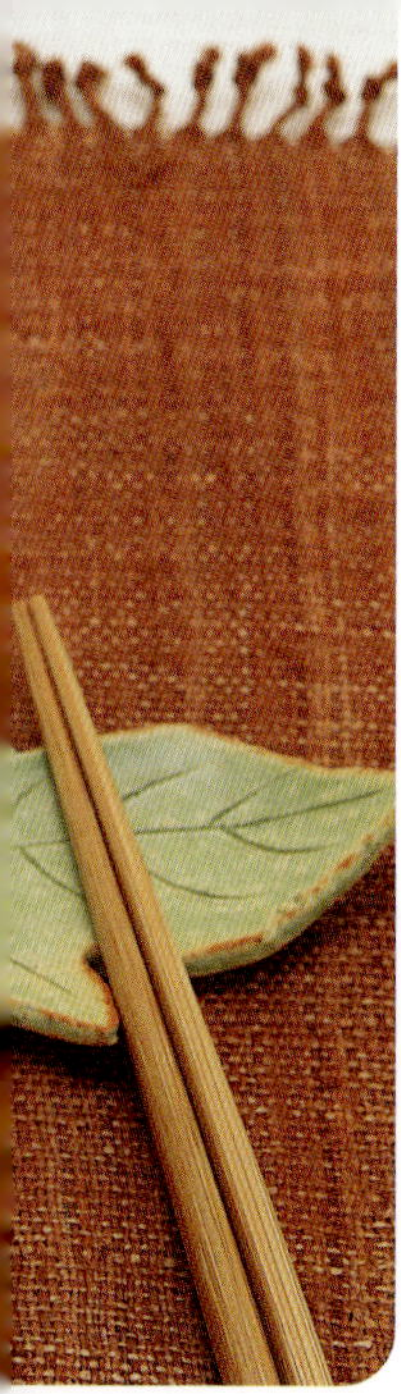

とろろとオクラのみそ汁

作り方はP.96

役立つ栄養素	役立つ食品
ビタミンA	にんじん
ムチン	春菊
ナイアシン	かぼちゃ
アラキドン酸	やまいも
IPA	オクラ
など	など

ストレスや疲れ、暴飲暴食などで交感神経が刺激されると、胃の血流が悪くなったり、粘膜が弱くなって炎症を起こし、胃や腸に不調をきたします。

もともと日本人の消化器官は西洋人よりも弱いうえ、高塩分の食事をしています。そこに高脂肪食が入るようになったことが大きな原因とされていますが、ストレスをためやすい日本人の気質も原因という説もあります。

●役立つ栄養素と食品

ビタミン、ミネラル、ムチンや酵素

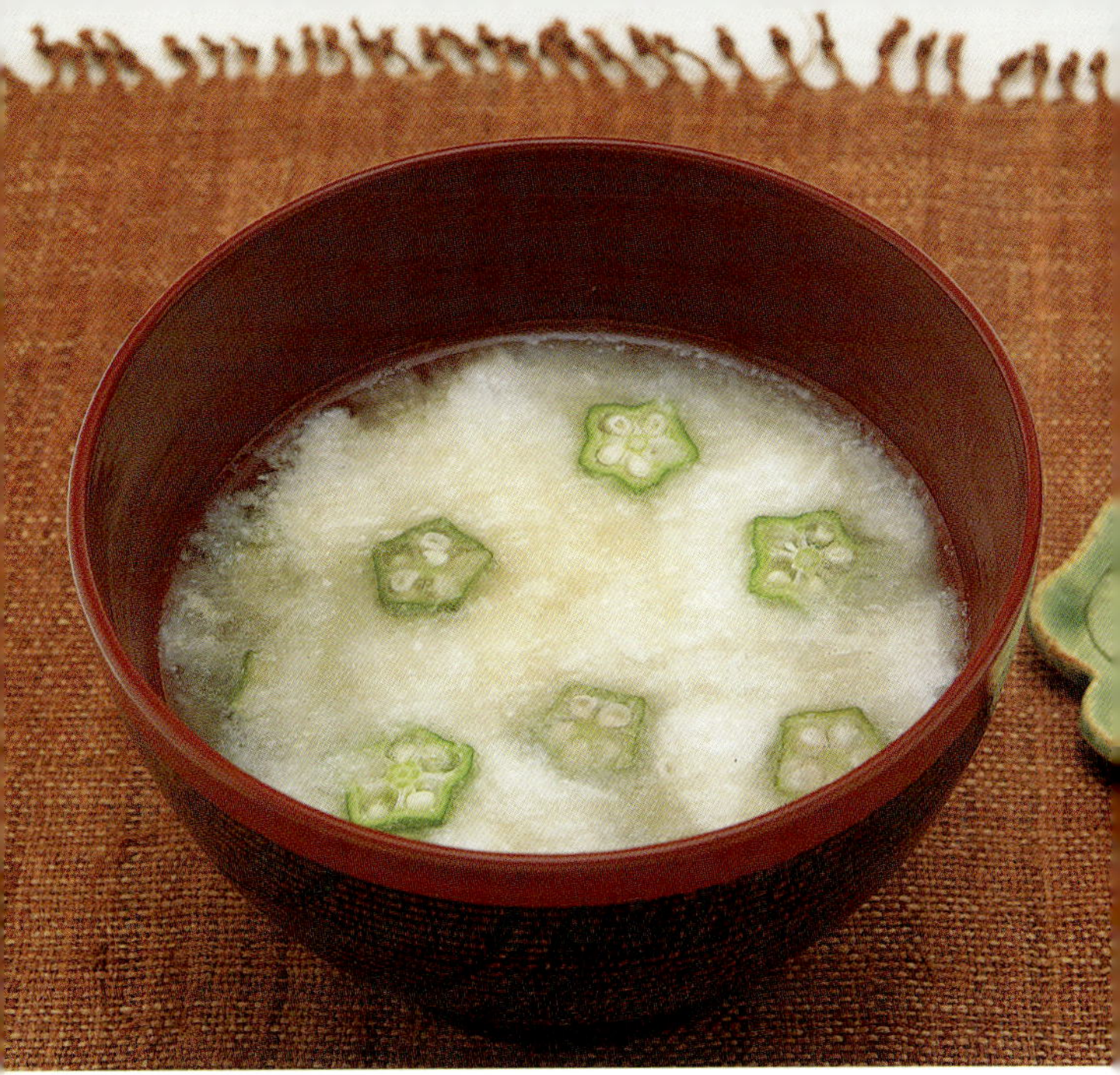

の多い食品をとることを心がけましょう。ビタミンのなかでも、キャベツに多く含まれるビタミンUは胃の粘膜を修復してくれます。

　また、やまいも、オクラ、さといも、れんこんなどに含まれるネバネバ成分ムチンには、胃の粘膜を保護する作用があります。

　これらは繊維も多いので、胃の負担になるように思われるかもしれませんが、スープにすればやわらかい状態で食べることができます。消化のよい食品を選ぶことも大切です。

とろろとオクラのみそ汁

エネルギー	脂質	コレステロール	食物繊維	食塩
67 kcal	1.0 g	0 mg	1.8 g	1.9 g

ほかにも 糖尿病、便秘

材料（2人分）

やまのいも100g　オクラ4本
だし汁380mL　みそ大さじ1·1/2

作り方

①やまのいもはすりおろしておく。オクラは塩（分量外）をふって板ずりし、表面をなめらかにする。洗って塩気を落としたら、へたを取り薄切りにしておく。
②鍋にだし汁を入れて火にかけ、沸騰したらオクラを入れて3分程煮る。
③みそを溶き入れる。
④❸にやまのいもを加え、かき混ぜないでおく。沸いたら、やまのいもの形を崩さないように椀に盛る。

Memo

·オクラの種が気になる場合は、縦半分に切って取り除いてから薄切りにする。
·やまのいもとオクラのムチンが胃の粘膜を守る。

野菜とごはんのポタージュ

エネルギー	脂質	コレステロール	食物繊維	食塩
148 kcal	6.2 g	17 mg	1.6 g	1.1 g

ほかにも 術後、かぜ

材料（2人分）

にんじん100g　たまねぎ30g　ごはん60g
バター10g　水2カップ　固形コンソメ1/2個
牛乳100mL　塩·こしょう各少々

作り方

①にんじんは、皮をむいて薄い輪切りにする。たまねぎは繊維を切る方向で薄切りにする。
②鍋にバターを溶かし、にんじんとたまねぎをしんなりするまで炒める。
③鍋の中に水と固形コンソメを加える。ふたを少しずらして置き、10分煮る。ごはんを入れてさらに10分煮る。
④❸をミキサーにかけてなめらかにしたら、鍋に戻して牛乳を加える。軽く煮たってきたら火を止め、塩、こしょうで調味する。

Memo

·牛乳には、胃酸の過剰な分泌を抑える効果がある。ごはんやパンなどの主食が食べられない時に。

疲労回復

まずは栄養と休息をとる

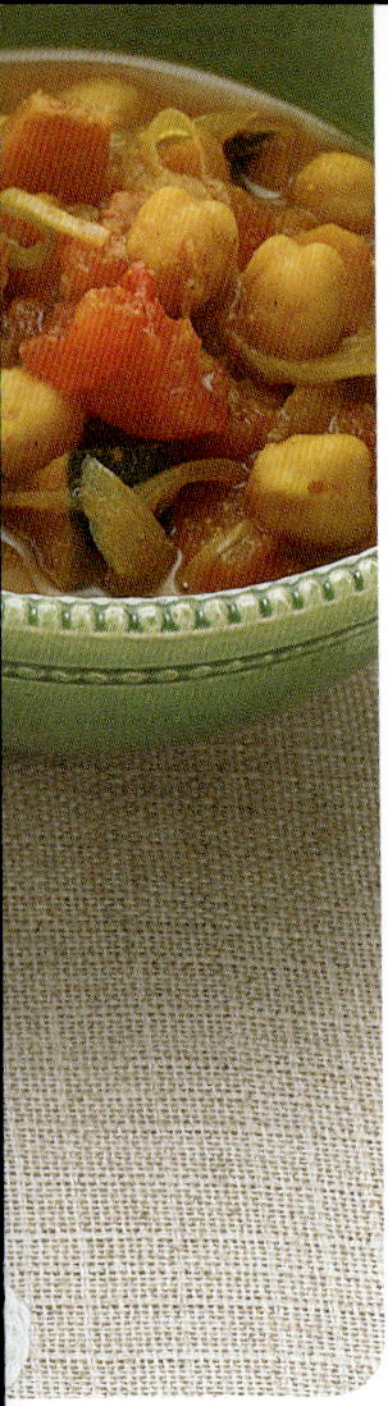

ひよこ豆のカレースープ

作り方は P.100

役立つ栄養素	役立つ食品
マグネシウム	大豆
ビタミンB_1	ひじき
カリウム	昆布
カルシウム	豚肉
アスパラギン酸	アボカド
など	など

疲労には、体を酷使し過ぎたことが原因の「肉体疲労」と、ストレスなどがたまった「精神疲労」があります。

肉体疲労は、栄養と休養をしっかりとることで回復が可能ですが、精神疲労は寝ても回復せず、慢性化しやすいものです。体を動かしたり、趣味に没頭したりして心身をリフレッシュしたり、親しい人との楽しい時間をもって頭の中までリラックスする時間を作る必要があります。

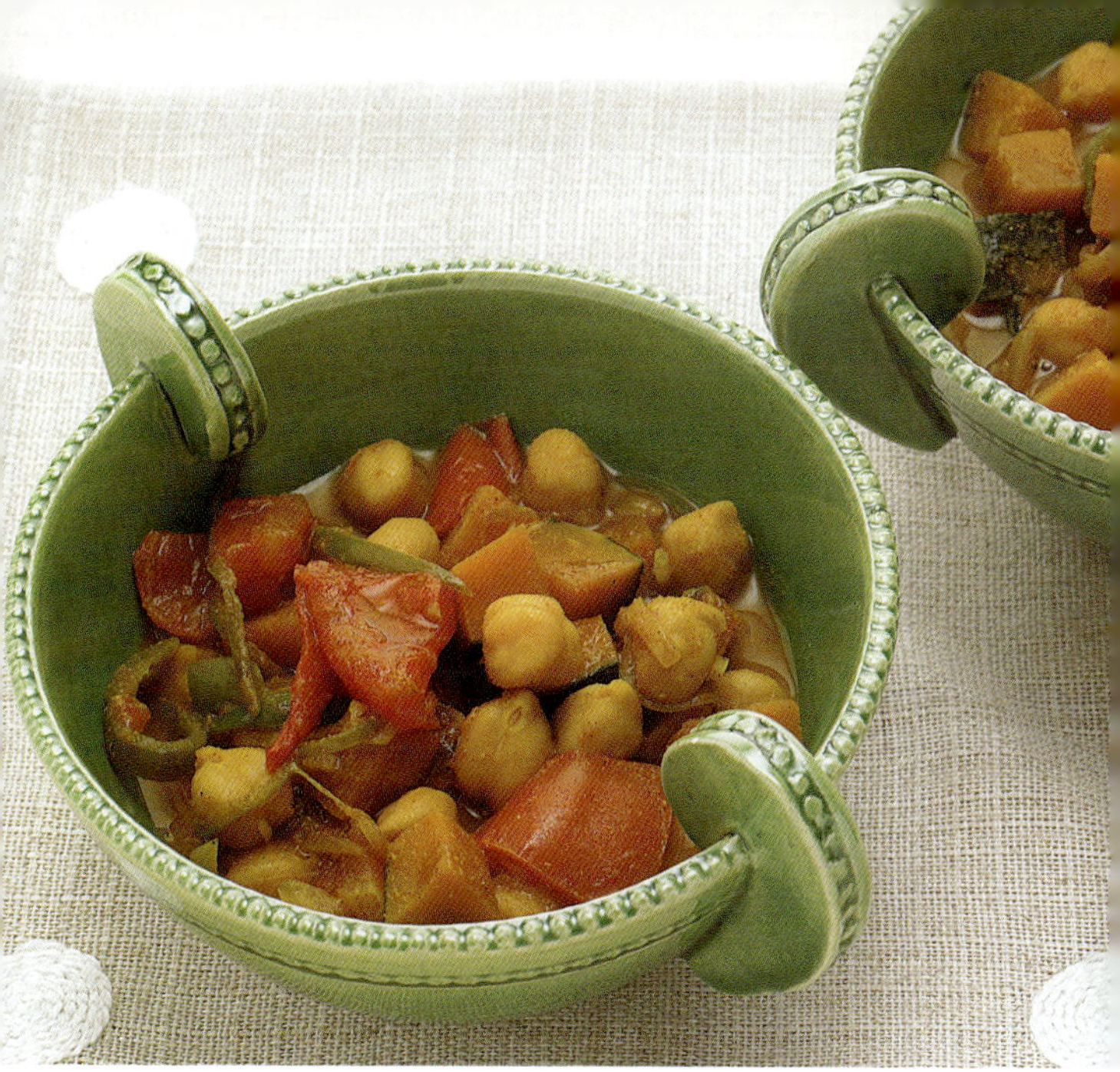

●役立つ栄養素と食品

肉体疲労の回復には、適量の糖質とたんぱく質に加え、血行をよくするカプサイシンやクエン酸を摂取するとよいでしょう。

精神疲労は慢性化しやすいうえ、かぜなどの合併症状が出やすくなります。カルシウムやビタミンＣをとることでストレスを防御し、ビタミンＡやＥで免疫を高めましょう。

いずれの疲労においても、体の代謝を高めることが大切。そのためにはマグネシウムやビタミンＢをしっかりとることです。

ひよこ豆のカレースープ

エネルギー	脂質	コレステロール	食物繊維	食塩
215 kcal	7.8 g	1 mg	9.7 g	1.4 g

ほかにも 便秘、冷え性

材料（2人分）

ひよこ豆（水煮缶詰）100g　たまねぎ100g
ピーマン35g　トマト100g　かぼちゃ100g
にんにく1片　油大さじ1　クミンパウダー小1/2
カレー粉大さじ1/2　水1·1/2カップ
固形コンソメ1個　塩·こしょう各少々

作り方

①たまねぎとピーマンは薄切りにし、トマトはざく切りにする。かぼちゃはさいの目切り、にんにくはみじん切りする。
②鍋に油を熱しにんにくを入れる。香りが出たらたまねぎを加えて炒める。しんなりしてきたらクミン、カレー粉を入れてよく炒める。
③❷に水気をきったひよこ豆を入れ、ピーマン、トマトも加える。全体が混ざったら、水と固形コンソメを加える。あくが出てきたらすくい取り、ふたをして弱火で10分程煮たら、かぼちゃを並べ入れてふたをし、さらに10分煮る。
④塩、こしょうで調味する。

鶏肉のすっぽん仕立て吸い物

エネルギー	脂質	コレステロール	食物繊維	食塩
58 kcal	2.9 g	24 mg	0.3 g	1.3 g

ほかにも かぜ、美肌

材料（2人分）

鶏手羽4本　しいたけ1枚　ねぎ5cm
しょうが汁小さじ1　酒大さじ1
だし汁2カップ　塩小さじ1/3
うすくちしょうゆ小さじ1/2

作り方

① しいたけは石づきを取り、そぐように2等分する。ねぎは線維に沿ってせん切りにする。
② 鍋に鶏肉と酒を入れて火にかけ、炒ってくさみをとばす。酒がなくなったらだし汁を加える。しいたけとねぎを加えてふたをして3～4分煮る。塩、うすくちしょうゆで調味し、火を止める。
③ 椀に盛り、しょうが汁をかける。

Memo

・好みでしらがねぎを飾ってもよい。
・鶏肉は体を温めて気力を補う効果があるため、疲労回復にも効果がある。

術後

体力の回復に合わせた食事を

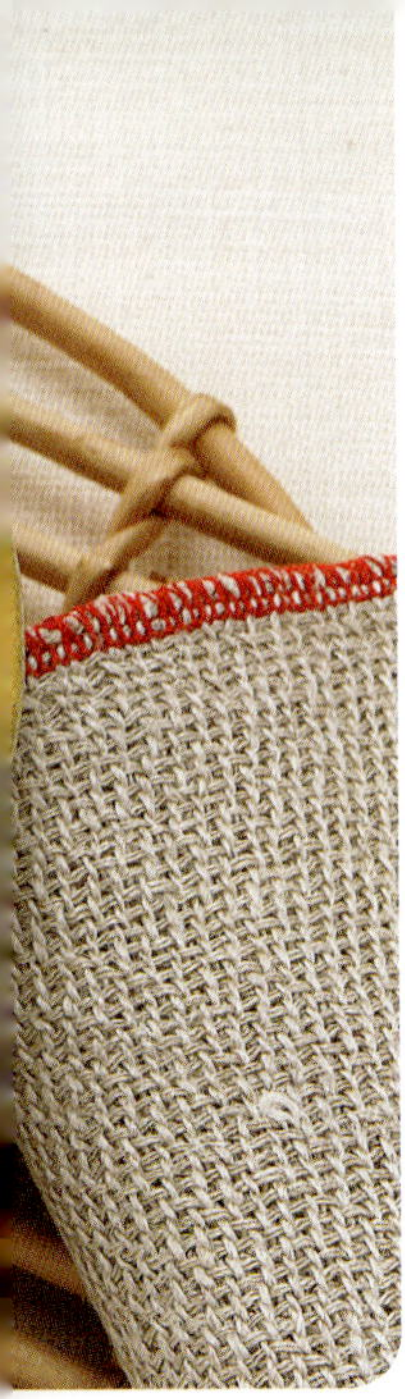

りんごのクリームスープ

作り方はP.104

役立つ栄養素	役立つ食品
糖質	穀物
たんぱく質	いも類
脂質	大豆
カルシウム	乳製品
亜鉛	かき（貝）
など	など

手術を受けた後の状態は人によってさまざまですが、多くの場合、術後の身体的、精神的ストレスと闘わなくてはならず、適正な体重を維持することに苦労されているようです。

入院中は流動食などの特別食で栄養確保をしていたのに、自宅に戻るとそれらを自分自身で用意しなくてはなりません。飲み込むことができない、食欲がわかない、たくさんの量が食べられない……など、入院前の食生活を取り戻すのに苦労される場合もあるかも

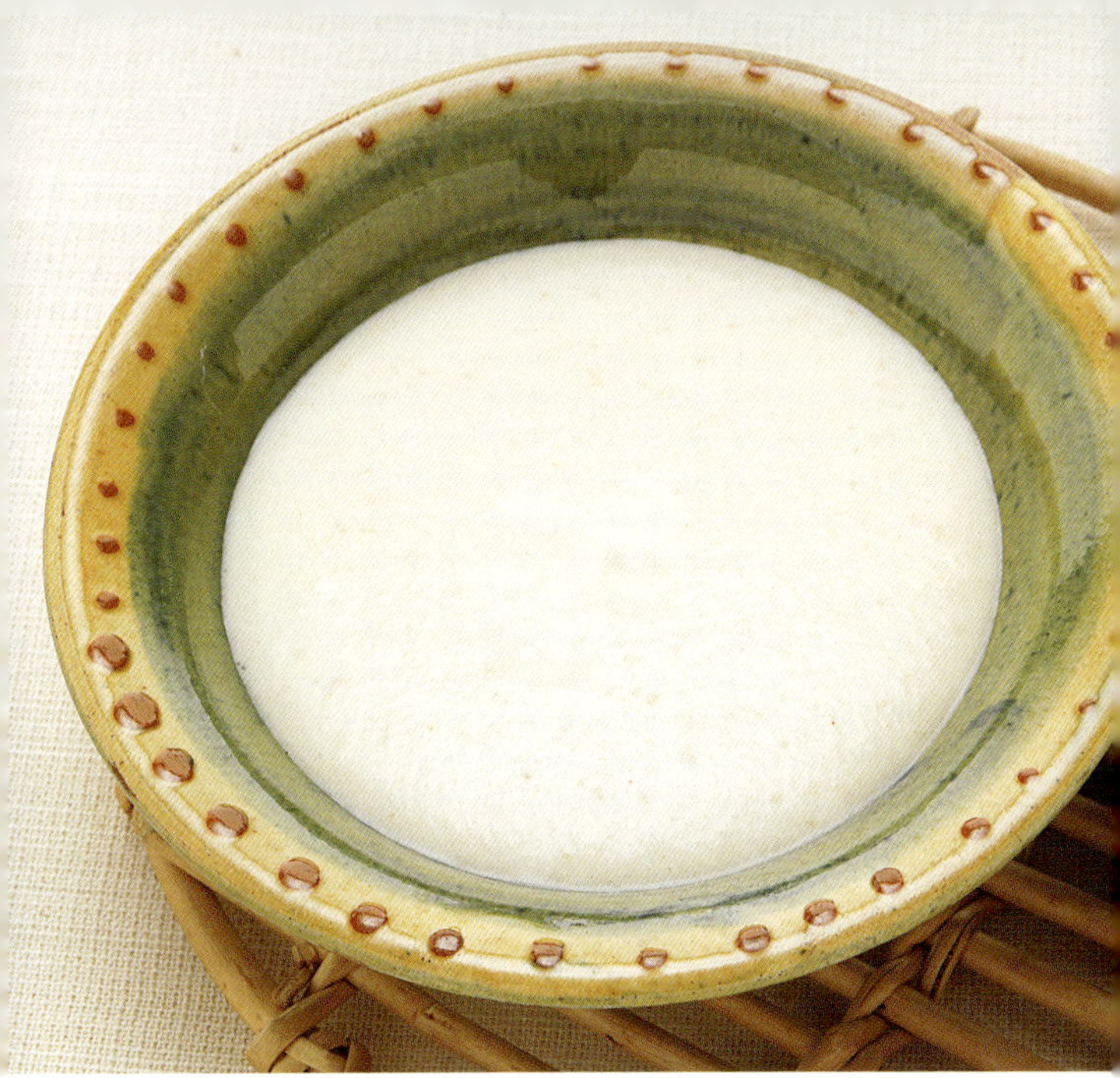

しれません。そんなときこそ、栄養価の高いスープを食卓に取り入れてみてはいかがでしょうか。

●役立つ栄養素と食品

術後の体重がどう変化するかは、どのような手術をしたかによりますが、良質なたんぱく質をとること、体の再生に必要なビタミンやミネラルを多くとること、必要なエネルギーを補うこと、そして、おいしいと思うものを食べること、などは共通して大切な要素になってきます。

なお、医師の指示に必ず従ってください。

りんごのクリームスープ

エネルギー	脂質	コレステロール	食物繊維	食塩
262 kcal	14 g	32 mg	2.2 g	0.5 g

ほかにも かぜ、ストレス

材料（2人分）

りんご250g　じゃがいも50g　牛乳80mL
バター20g　シナモンパウダー少々
白ワイン30mL　水250mL
Ⓐ［はちみつ15g　塩水（水50mL＋塩少々）　レモン汁少々　生クリーム20mL］

作り方

① りんごは皮つきのまま薄切り、じゃがいもは皮をむいて薄切りにする。
② 鍋を熱しバターを溶かし❶を入れる。こがさないように10分くらい炒める。
③ シナモンパウダー、白ワイン、水を加え火を強める。沸騰したら弱火で15分煮る。
④ 火を止めて、あら熱がとれたらミキサーにかける。ボウルに移して冷やす。
⑤ 冷めたら牛乳とⒶを合わせてさっと混ぜ、器に盛る。

Memo

・消化器の手術をした人や嚥下《えんげ》に自信のない人は、りんごの皮をむいたほうがいいが、食べられる場合は一緒にいただく。

モロヘイヤのスープ

エネルギー	脂質	コレステロール	食物繊維	食塩
94 kcal	6.1 g	20 mg	1.5 g	1.0 g

ほかにも 胃腸障害、かぜ

材料（2人分）

モロヘイヤ（葉）40g　たまねぎ30g
鶏むね肉50g　にんにく1片
オリーブ油大さじ1/2　水300mL
固形コンソメ1/2個　塩·こしょう各少々

作り方

①モロヘイヤは洗って葉だけを摘み、あらみじん切りにする。たまねぎもみじん切り、鶏肉はひと口大に切り、塩、こしょう（分量外）をふっておく。
②鍋にオリーブ油を熱し、つぶしたにんにくを炒め、色づいたら取り出す。たまねぎと鶏肉を炒める。
③鶏肉にほぼ火が通ったら、モロヘイヤを入れて炒め、水と固形コンソメ、塩、こしょうをして煮る。
④沸騰したら混ぜながら3分程煮て、スープにとろみが出たら火を止める。

Memo

·モロヘイヤの茎は多少硬いが、気にならないようであれば刻んで入れるとよい。

·消化器の手術後などで脂肪の摂取を少なくしたい時は、鶏肉の皮をきちんと取り除くかささ身を使う。

ストレスを解消し、環境を整える

不眠症

野菜とチーズのチャウダー

作り方はP.108

役立つ栄養素	役立つ食品
トリプトファン	大豆
ビタミンB_6	卵
ビタミンB_{12}	牛乳
カルシウム	チーズ
ビタミンD	あさり
など	など

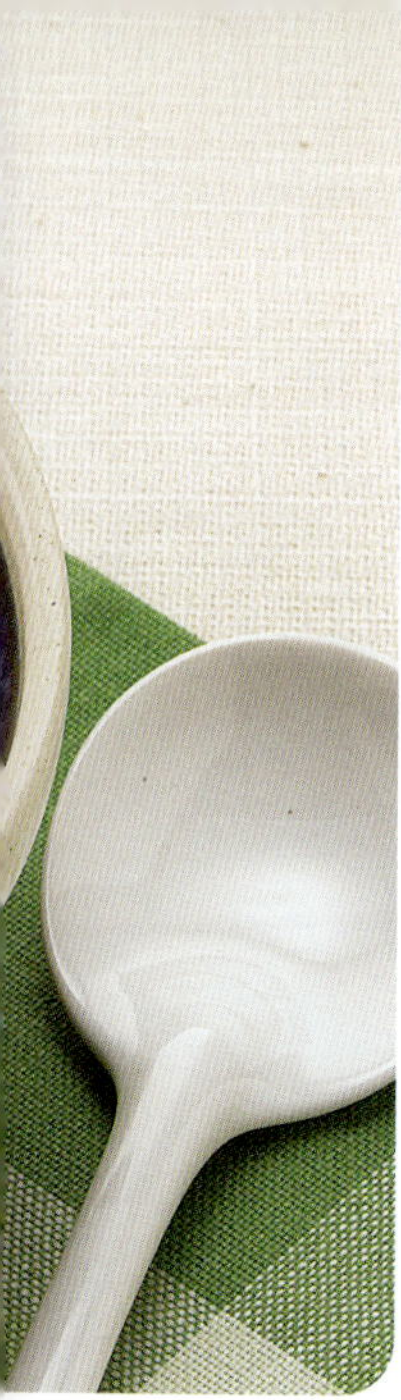

なかなか寝つけない、途中で何度も目が覚めてしまう……これらが慢性化することを不眠症といいます。原因はさまざまですが、なかでも過度なストレスや緊張が多いようです。就寝前は、なるべくパソコンやテレビを見ないようにして、脳神経の興奮を抑えてみましょう。アルコールやカフェインは、寝つきを悪くしたり、深い眠りを妨げるので控えます。

食事をしてすぐ寝ると、消化のために内臓は働き続けるので、眠りが浅く

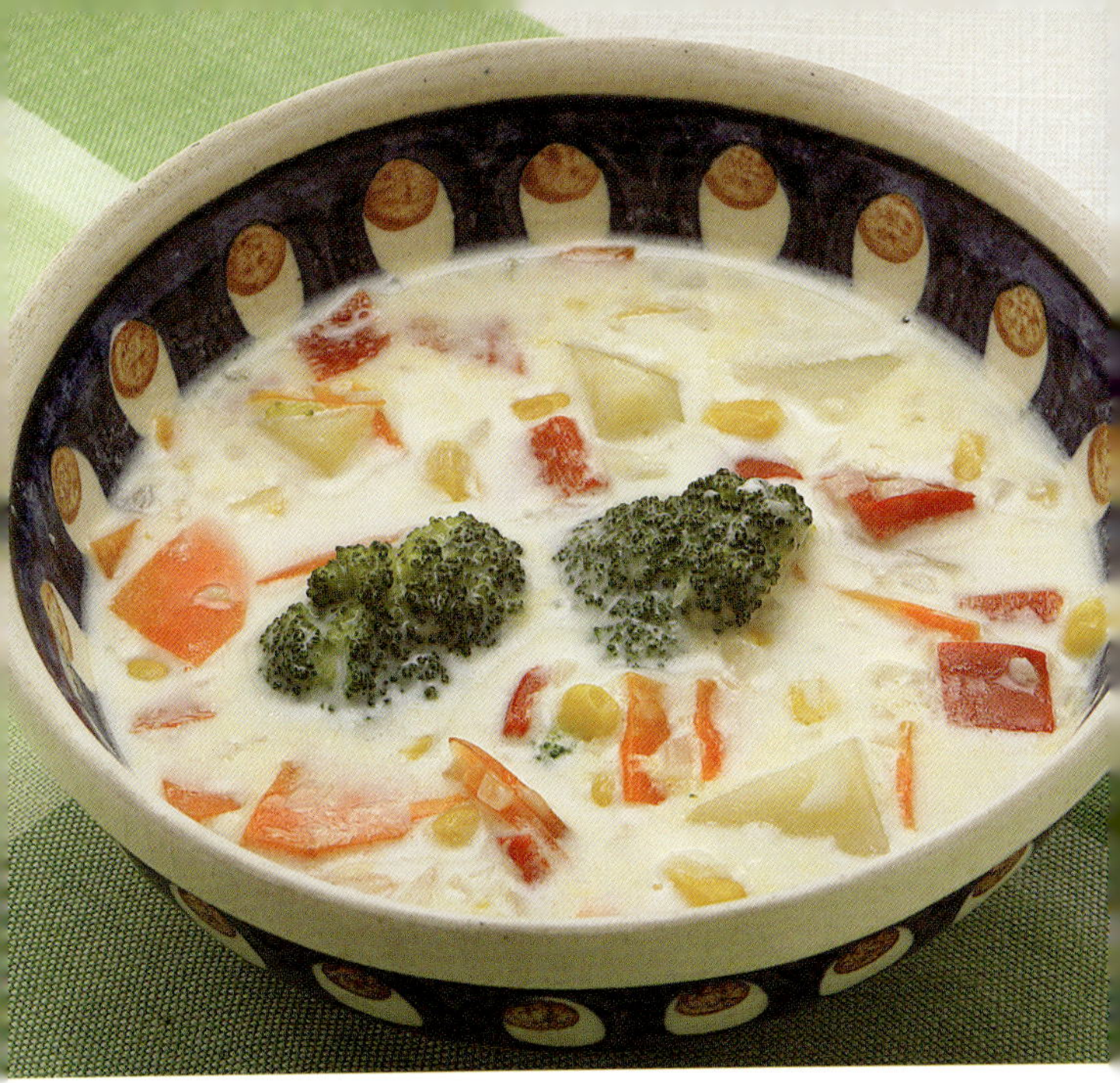

なってしまいます。就寝2時間前には食事を終えているようにしましょう。

●役立つ栄養素と食品

緊張やイライラをやわらげるカルシウムや、眠りに関わるホルモン（メラトニンやセロトニン）の材料となるトリプトファンを含む食品を積極的に取り入れましょう。牛乳（乳製品）、小魚、大豆などスープ向きの素材がたくさんあります。

寝る前におなかがすいてしまった場合は、胃に負担の少ない、植物性食品中心の汁物がおすすめです。

野菜とチーズのチャウダー

エネルギー	脂質	コレステロール	食物繊維	食塩
290 kcal	11.6 g	24 mg	4.9 g	1.8 g

ほかにも 骨粗しょう症、かぜ

材料（2人分）

たまねぎ75g　にんじん40g
赤ピーマン50g　じゃがいも140g　にんにく1/2片　コーン（缶詰）1/2カップ　ブロッコリー50g
油大さじ1/2　小麦粉大さじ1　牛乳1カップ
水250mL　固形コンソメ1個　ピザ用チーズ30g
（または溶けるスライスチーズ2枚）
塩·こしょう各少々

作り方

①たまねぎはあらみじん切りに、にんじんは薄めのいちょう切り、赤ピーマンは1cm角に切る。じゃがいもはひと口大、にんにくはみじん切りにしておく。②鍋に油を熱し、たまねぎ、にんじん、にんにくを入れよく炒める。たまねぎが透き通ってきたら、赤ピーマン、じゃがいも、コーンを入れる。油がなじんだら小麦粉を入れてさらになじませ、水と固形コンソメを加えて15分程煮る。③小房に分けたブロッコリーを加えて5分煮たら、牛乳を入れる。④チーズを入れて軽く混ぜ、塩、こしょうで調味する。

レタスとツナのスープ

エネルギー	脂質	コレステロール	食物繊維	食塩
35 kcal	0.6 g	11 mg	0.2 g	1.2 g

ほかにも ダイエット

材料（2人分）

レタス40g
ツナ（缶詰·できれば油と塩が入っていないもの）40g
熱湯2カップ　固形コンソメ1個

作り方

①レタスは洗って水気をよくきる（ペーパータオルで拭く）。
②スープ皿にツナと手でちぎったレタスを入れる。
③固形コンソメは包丁で刻んでおく。
④スープ皿に分量の熱湯とコンソメを入れかき混ぜる。

Memo

·なんとなく空腹が気になって眠れない夜におすすめの簡単スープ。

·レタスを切ると出てくる白い液はラクッコピコリンで、不眠に効果があるといわれている。

·レタスの成分はほとんどが食物繊維と水分なので、夜間に食べてもエネルギーオーバーの心配がない。

便秘

食物繊維と水分の補給をしっかりと

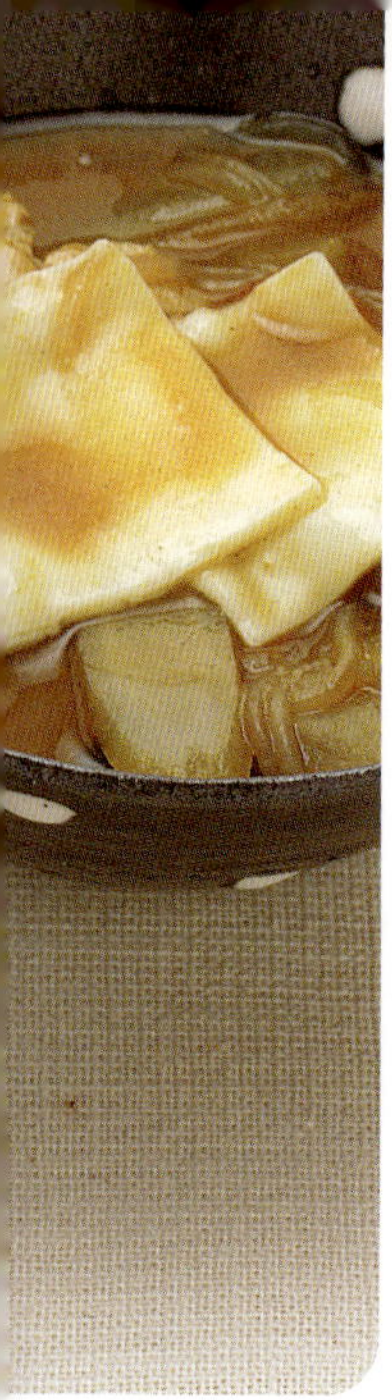

和風カレースープ

作り方はP.112

役立つ栄養素	役立つ食品
食物繊維	玄米
乳糖	麦
ビフィズス菌	海藻類
脂質	さつまいも
など	ごぼう
	など

便秘とは便通異常のことで、「弛緩性」「習慣性」「けいれん性」の3種類があります。毎日お通じがないと便秘と診断されるのではなく、便通が少ないためにおなかが張っていたり、腸や肛門に不快感がある状態を指します。

便秘はストレスや不規則な食事などですぐになってしまいます。また、長期にわたる場合、肌トラブルや頭痛・肩こり・不眠などさまざまな不快症状に発展してしまうこともあります。

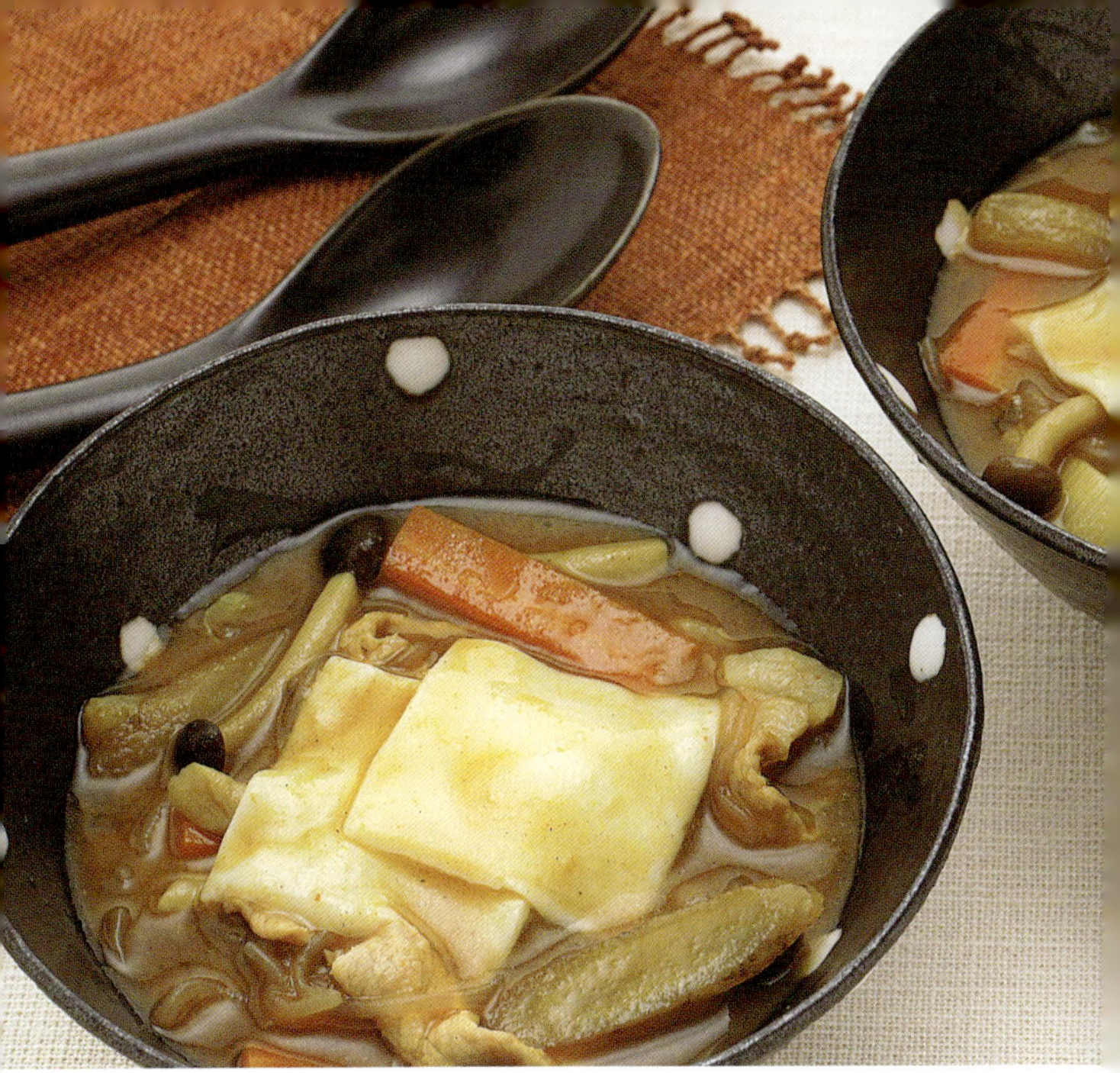

●役立つ栄養素と食品

「弛緩性」「習慣性」便秘のおもな改善策には、朝起きたら食事をとり、冷たい水や牛乳を飲むなど、排便指令を出す神経を刺激することが大切です。食物繊維や水分をしっかりとるとよいので、根菜類などの野菜がたっぷり入ったスープや汁物をいただきましょう。

反対に「けいれん性」の場合は、腸を刺激してはいけません。香辛料や食物繊維の多い食品は避け、消化のよい食品をとりましょう。よく煮込んだ魚介スープやスープうどんなどがおすすめです。

和風カレースープ

エネルギー	脂質	コレステロール	食物繊維	食塩
198 kcal	11 g	24 mg	5.4 g	2.1 g

ほかにも ダイエット、骨粗しょう症

材料（2人分）

しらたき100g　ごぼう·にんじん·ねぎ各30g
しめじ50g　はくさい大1枚　豚肩ロース肉（薄切り）40g　油小さじ1
Ⓐ［ターメリック·カレー粉各小さじ1/2］
だし汁300mL　片栗粉小さじ1/2
めんつゆ（ストレート）50mL　カレールウ1個
溶けるスライスチーズ1枚

作り方

①しらたきは下ゆでし食べやすく切っておく。②ごぼうは斜め薄切りにして水にひたし、にんじんは短冊切り、ねぎは1cmの小口切りにする。しめじは石づきを取って小房に分け、はくさいはあらめのせん切りにする。③鍋に油を熱し❷を炒め、しらたきを加える。④❸にⒶとだし汁を入れる。沸騰したらあくを取り、少しずらしてふたをして10分程煮る。⑤細切りにした豚肉に片栗粉をまぶしておく。⑥❹に❺を入れ、再沸騰後5分程煮る。⑦めんつゆと、煮汁で溶いたカレールウを入れる。⑧火を止めて器に盛り、半分にしたチーズをのせる。

豆乳入りコーンスープ

エネルギー	脂質	コレステロール	食物繊維	食塩
92 kcal	2.2 g	0 mg	1.1 g	1.3 g

ほかにも ダイエット

材料（2人分）

クリームコーン（缶詰）1/2カップ
スープストック1カップ　豆乳1カップ　塩少々

作り方

①スープストックを鍋に入れて火にかけ、コーンを加える。ゆっくりとかき混ぜる。
②沸騰したら豆乳を加え、再沸騰したら火を止める。
③塩で調味する（スープストックにすでに塩分が入っている場合は味見をしてから）。

Memo

·シンプルなものほど、だしの深い味わいがよくわかるので、ここではあえて「野菜のスープストック」を使用（p 136参照）。ない場合は、固形コンソメ（1個に水と豆乳各1カップ）でよい。

·なめらかなスープに仕上げたい場合は、豆乳を加える前の段階でミキサーをかける。

·豆乳にはオリゴ糖が含まれていて腸内環境を整える。食物繊維をたくさん含んだコーンを加えることで便秘解消にも役立つ。

貧血

血液を作る鉄とビタミンを補給

わかめとはまぐりのスープ

作り方はP.116

役立つ栄養素	役立つ食品
鉄	赤身の肉・魚
ビタミンC	レバー
ビタミンK	しじみ
など	豆類
	ほうれんそう
	など

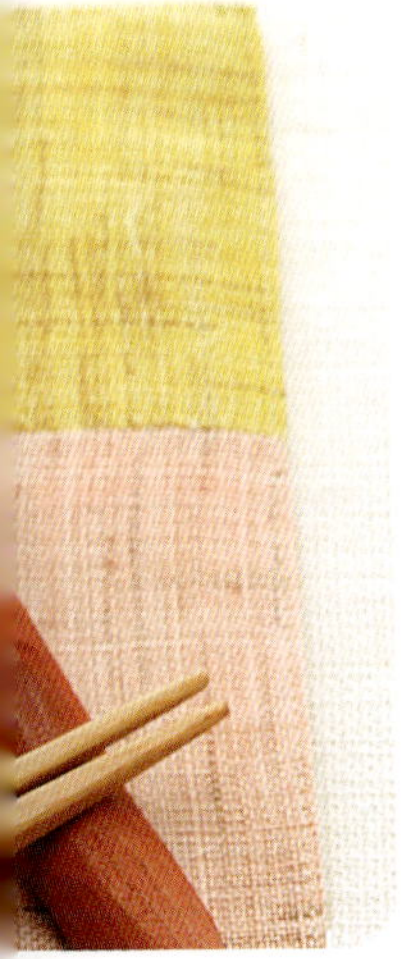

血液中に含まれ、酸素を体の中に運ぶ役割のヘモグロビンが減少して、体が酸素不足になる状態を貧血といいます。多くは、ヘモグロビンを作る鉄が不足して起こる「鉄欠乏性貧血」で、めまい、動悸、立ちくらみなどの症状があります。

とくに女性は月経や出産、授乳などで、鉄がたくさん必要となりますが、体内では生成されないので、食べ物でしっかりと補わなくてはなりません。無理なダイエットや偏食は禁物です。

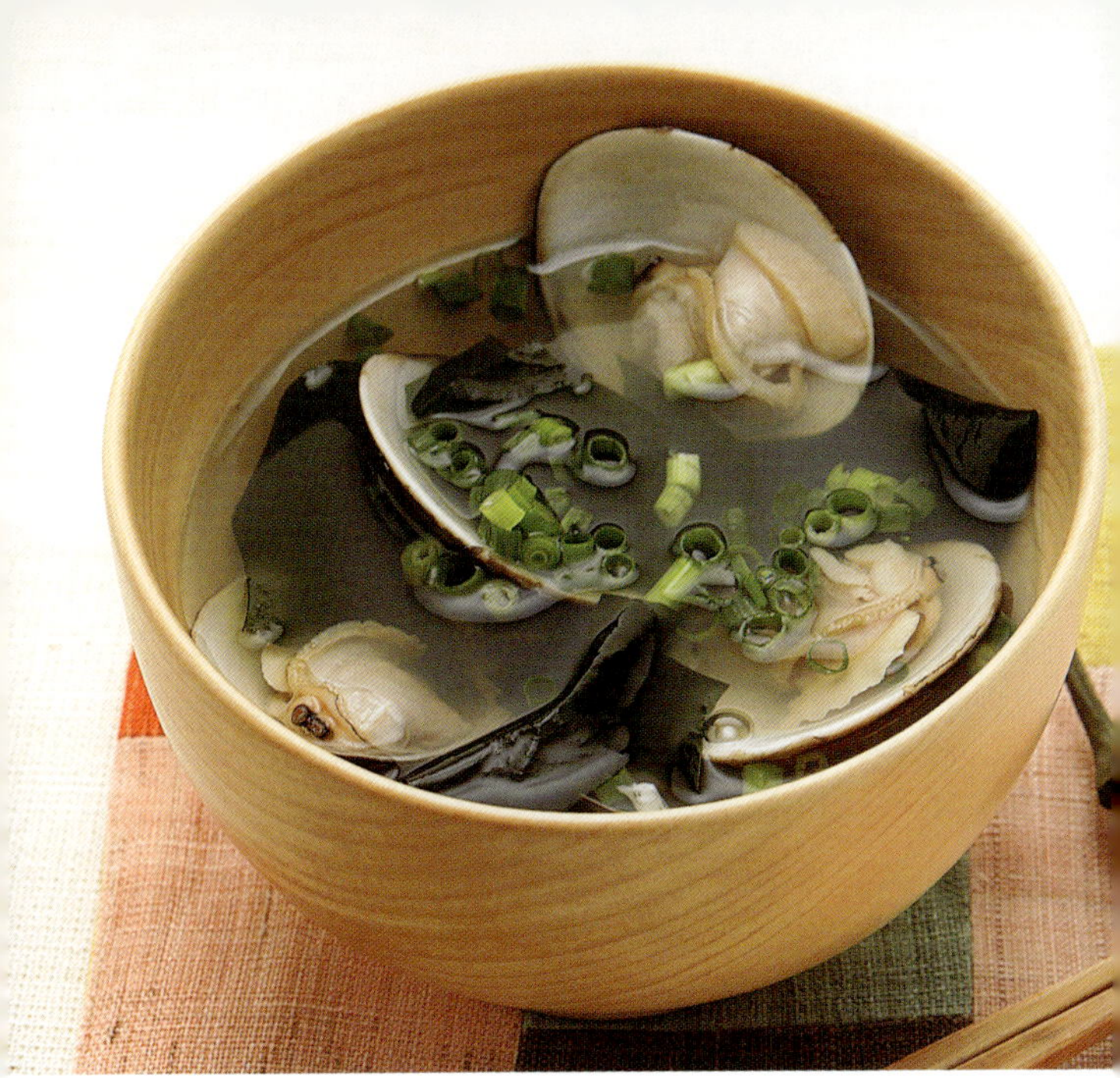

●役立つ栄養素と食品

貧血の予防にもっとも重要な鉄は、豚や鶏などのレバーに豊富に含まれていますが、動物性食品なので脂質やコレステロールも多いので、ほどほどに。あさりなどの魚介類や小松菜などの緑黄色野菜からもまんべんなくとることで、鉄の吸収を助けるビタミンCや、赤血球の合成必要な葉酸、ビタミンB_{12}も同時に摂取することができます。

貝類や緑黄色野菜はスープに欠かせない食品です。風味もいいので頻繁に取り入れましょう。

わかめとはまぐりのスープ

エネルギー	脂質	コレステロール	食物繊維	食塩
35 kcal	0.2 g	9 mg	0.5 g	1.9 g

ほかにも 骨粗しょう症、糖尿病

材料（2人分）

はまぐり6個　わかめ（塩蔵）15g（戻したもの約30g）　昆布（3cm角）1枚　ねぎ適宜　水360mL　酒大さじ1　うすくちしょうゆ大さじ1/2

作り方

①はまぐりは塩抜きし、流水でこすり洗いする。わかめは水で戻して、よく水をきり、食べやすい大きさにする。

②鍋にはまぐりと水、昆布、酒を入れ中火にかける。はまぐりの口が開いたらあくを取り、昆布を取り出す。

③わかめを入れ、うすくちしょうゆで調味する。

④椀に盛り、刻みねぎを飾る。

Memo

・大きいはまぐり（殻つきで1個40g以上）なら4つでよい。

・はまぐりは、貧血などの予防に役立つ「ヘム鉄」の貴重な摂取源。

かきとほうれんそうのミルクスープ

エネルギー	脂質	コレステロール	食物繊維	食塩
226 kcal	12.6 g	60 mg	1.5 g	1.2 g

ほかにも 美肌

材料（2人分）

かき（むき身）100g　ほうれんそう100g
バター10g　小麦粉大さじ1　牛乳2カップ
塩·こしょう各少々

作り方

①かきはざるに入れて塩水で振り洗いをし、大粒ならひと口大に切っておく。ほうれんそうは洗って根元を落とし、3cmの長さに切っておく。
②鍋にバターを熱し、ほうれんそうを炒める。しんなりしてきたら小麦粉をふり入れて混ぜ、牛乳を少しずつ加えて混ぜ合わせる。
③かきを加え、吹きこぼれない火加減で3～4分煮る。塩、こしょうで調味する。

Memo

·かきの塩分によって塩加減をかえる。

·ほうれんそうは細いものならもう少し多く入れてもよい。

·かきとほうれんそうに鉄が含まれている。牛乳がたっぷり入っていてたんぱく質も多いスープで、鉄の吸収をよくする。

ビタミンがストレスに強い体を作る

ストレス

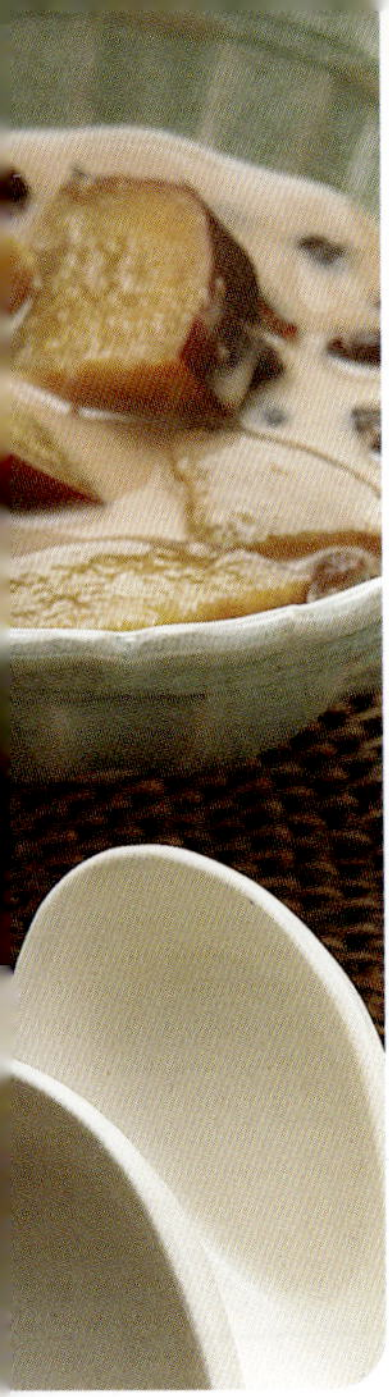

さつまいもと小豆のアジアンスープ

作り方はP.120

役立つ栄養素	役立つ食品
ビタミンB群	玄米
ビタミンC	小麦全粒粉
たんぱく質	牛乳
カルシウム	卵
マグネシウム	豚肉
など	など

　現代人は多かれ少なかれストレスを受けて生活しています。ストレスにはイライラや不安からくる「精神的ストレス」と、気温の変化や紫外線などの「肉体的ストレス」があります。「試合前の緊張感」のように、ストレスは必ずしも悪いものではないですから、うまくつき合うことが大切です。

　しかし、個人が負担と感じる程のストレスは、心身に悪影響を及ぼします。

　食事は、栄養補給というだけでなく、そのものを楽しむという意味でも、ス

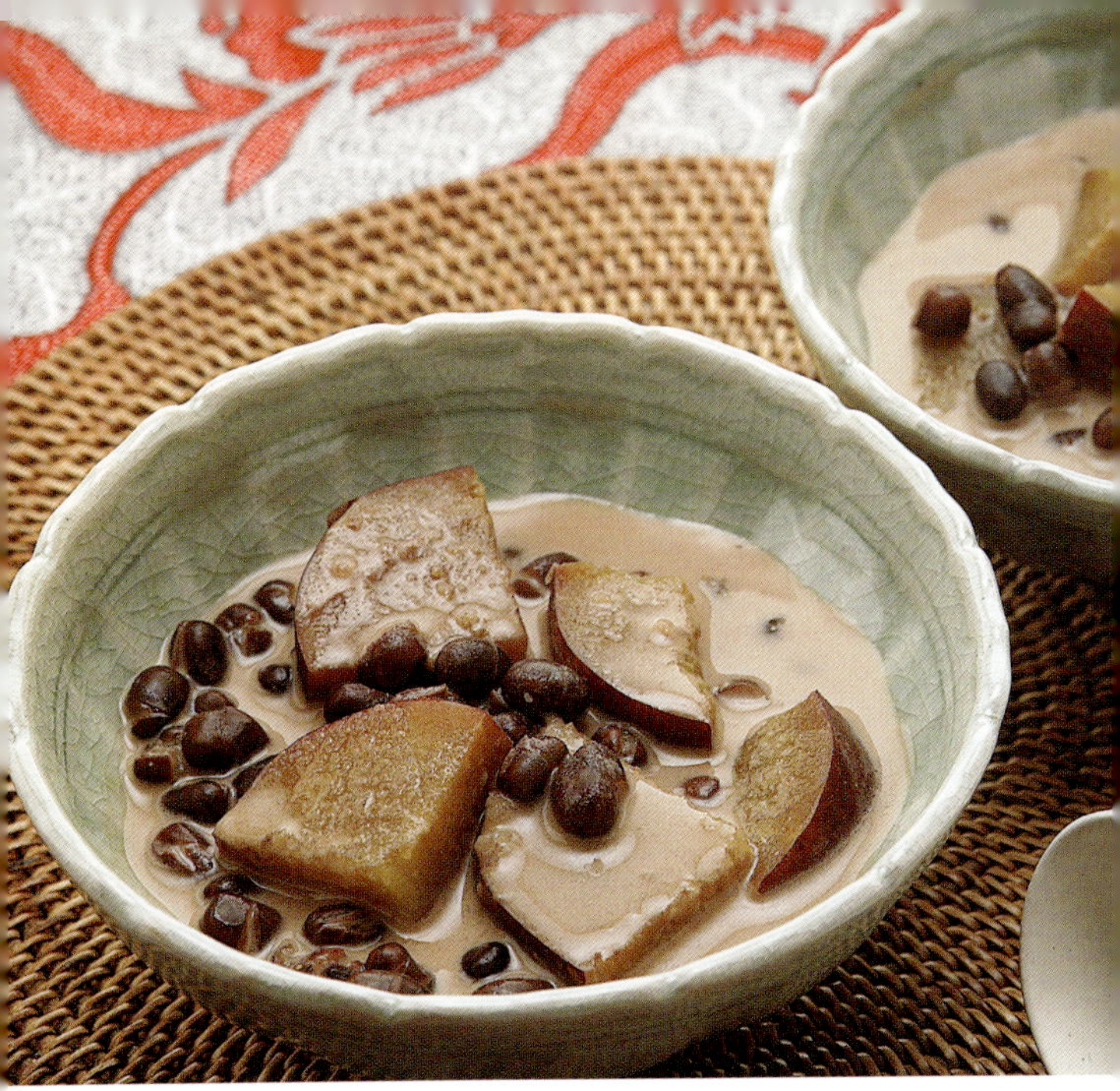

トレスの解消に深く関わるものです。会話を楽しみながら食事をするなど、リラックスすることが大切です。また、運動、休息、趣味などでうまく発散していきたいものです。

●役立つ栄養素と食品

ビタミンB群は、精神の安定や行動的な生活に欠かせない栄養素です。また、ストレスによって障害を受けやすいアドレナリンの生成にはビタミンCやたんぱく質が作用します。イライラを緩和するカルシウムや、その吸収を助けるマグネシウムも効果的です。

さつまいもと小豆のアジアンスープ

エネルギー	脂質	コレステロール	食物繊維	食塩
186 kcal	0.6 g	0 mg	4.4 g	0.2 g

ほかにも むくみ

材料（2人分）

小豆（乾燥）30g　さつまいも150g　水2カップ
砂糖大さじ1強　塩少々
ココナツミルク（液体）165g

作り方

①小豆をざるに入れ、よく洗って水をきる。かぶるくらいの水（分量外）と一緒に鍋に入れ、強火にかける。沸騰したらざるにあける。
②小豆と水を再び鍋に入れて火にかける。沸騰したら火を弱め、ふたをずらしてして30分煮る（あくが出たら取り、水が減り過ぎないか時折確認する）。
③さつまいもを洗い、1cm厚さのいちょう切りにして水に浸しておく。
④❷にさつまいもを加え、ひたひたくらいの水量に調整し、沸騰後さらに15分煮る。
⑤砂糖と塩を加えて5分煮る。
⑥ココナツミルクを入れ、ひと煮立ちしたら火を止める。

和風ポトフ

エネルギー	脂質	コレステロール	食物繊維	食塩
222 kcal	7.1 g	141 mg	3.1 g	2.0 g

ほかにも 冷え性

材料（2人分）

鶏手羽中4本　卵1個　にんじん60g
れんこん・だいこん・さつまいも各80g
酒小さじ2　だし汁（昆布）4カップ　塩少々
うすくちしょうゆ小さじ1　こしょう少々

作り方

①半熟のゆで卵を作り、殻をむいておく。
②鶏肉に少量の酒をふり、フライパンで焼いて軽く色をつける。
③にんじん、れんこん、だいこんは皮をむき、大きめの乱切りにする。
④鍋にだし汁、❸を入れて火にかける。さつまいもは皮つきのまま乱切りにする。
⑤煮立ったら火を弱めて10分程煮て、ゆで卵、鶏肉、さつまいもを加え15分煮る。
⑥野菜がやわらかくなったら、塩、しょうゆ、こしょうを加えて2分煮て火を止める。
⑦卵は半分に切って器に盛る。

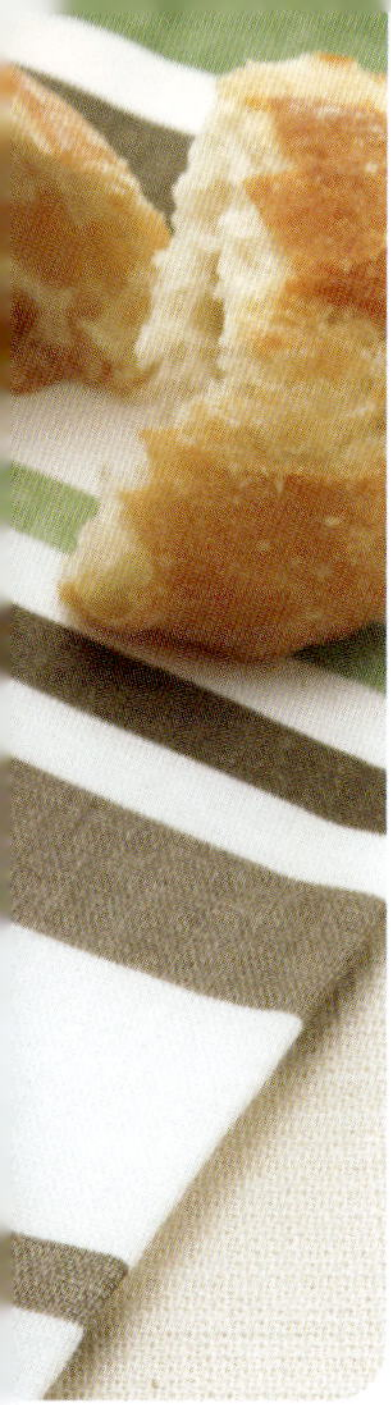

美肌

食事と体調の管理がカギ

アボカドのスープ

作り方はP.124

役立つ栄養素	役立つ食品
たんぱく質	牛肉
ビタミンB群	卵
ビタミンC	にんじん
ビタミンE	小松菜
コラーゲン	トマト
など	など

夏は紫外線や冷房、冬は寒さや乾燥による刺激があり、肌荒れやしみなどの肌トラブルに悩まされることもしばしばです。

美肌作りには、体調をよい状態に保つことと、肌の新陳代謝を活発にさせることが大切です。食事のバランスに気を配り、睡眠をしっかりとることに加えて、室内の湿度を保ったり、日焼け防止対策を取るなど、肌へのストレスを極力減らすことも必要です。

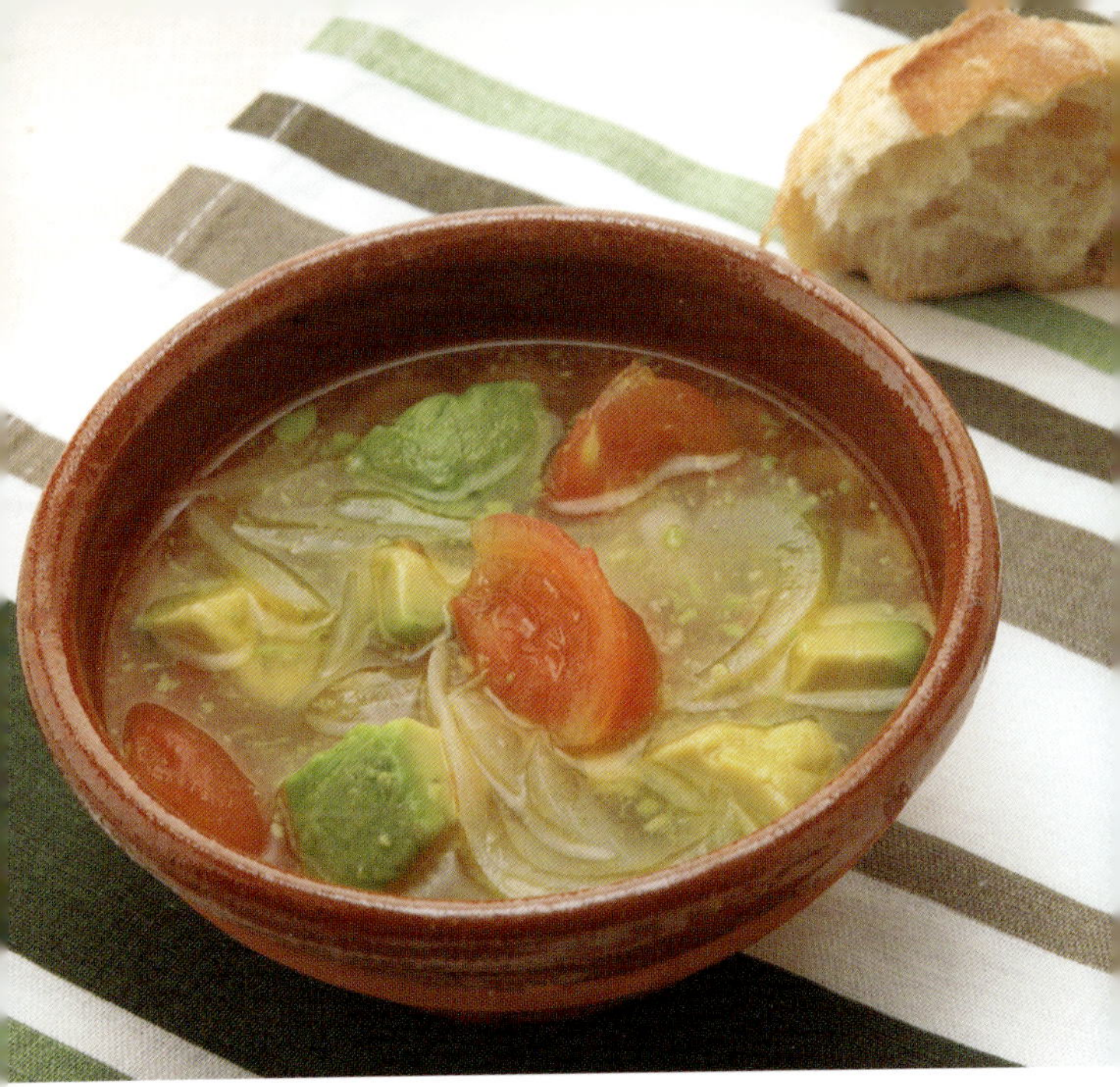

役立つ栄養素と食品

体の各部を構成するたんぱく質は、肌の構成物でもあります。古い角質がはがれ、新しい皮膚細胞が作られる時や、つやのある肌を維持するために必要です。また、そのつなぎ目になるのがコラーゲン。摂取するのはなかなか難しいですが、魚介や鶏肉などのスープには溶け出しています。

ビタミンA、B、Eはそれぞれ新陳代謝や血行を促し、働きのいい肌にしてくれます。また、ビタミンCはシミ、そばかすができるのを防ぐと同時にコラーゲンの生成を助けます。

アボカドのスープ

エネルギー	脂質	コレステロール	食物繊維	食塩
141 kcal	10.6 g	1 mg	4.0 g	1.4 g

ほかにも 高血圧症、疲労回復

材料（2人分）

アボカド90g　たまねぎ100g
トマト150g　にんにく1/2片　オリーブ油小さじ1
水360mL　固形コンソメ1/2個　塩·こしょう各少々　レモン汁適量

作り方

①たまねぎは薄切りにする。トマトは皮をむいてざく切りにする。
②鍋にオリーブ油を入れて火にかけ、薄切りにしたにんにく、たまねぎの順に入れ、10分程炒める。
③❷に水、固形コンソメ、トマトを入れて煮立ったら、さらに5分間煮る。途中あくを取り、塩、こしょうで調味する。
④アボカドは皮と種を取り、ざく切りにしておく。
⑤❸に❹を入れて火を止め、器に盛る。好みでレモン汁やライム、パラペーニョなどかける。

Memo

·アボカドには肌に潤いを与えるビタミンA、新陳代謝を促すB_1、メラニン沈着を抑えるC、血行をよくするEと肌によいビタミンがたっぷり含まれている。

トムヤム豆腐

エネルギー	脂質	コレステロール	食物繊維	食塩
86 kcal	3.2 g	19 mg	2.9 g	1.5 g

ほかにも ダイエット、冷え性

材料（2人分）

木綿豆腐75g　鶏もも肉50g　しいたけ2枚
しめじ45g　たけのこ（水煮）60g　みつば適宜
水380mL　赤唐がらし1本（0.5g）
固形コンソメ1/2個　ナンプラー大さじ1強
レモン汁大さじ2

作り方

①豆腐は水きりしてから2cm×1cmの薄切り、鶏肉は、ひと口大に切る。しいたけはそぎ切り、しめじは石づきを取り小房に分ける。たけのこは薄切り、唐がらしは種を抜いておく。
②鍋に水と唐がらし、固形コンソメ、ナンプラーを入れて火にかけ、煮立ったら鶏肉としいたけ、しめじ、たけのこを加える。再沸騰したら豆腐を入れてしばらく煮る。
③全体に火が通ったら火を止め、4cm長さに切ったみつばを添え、レモン汁をかける。

適正なエネルギー量とこまめな運動を

ダイエット

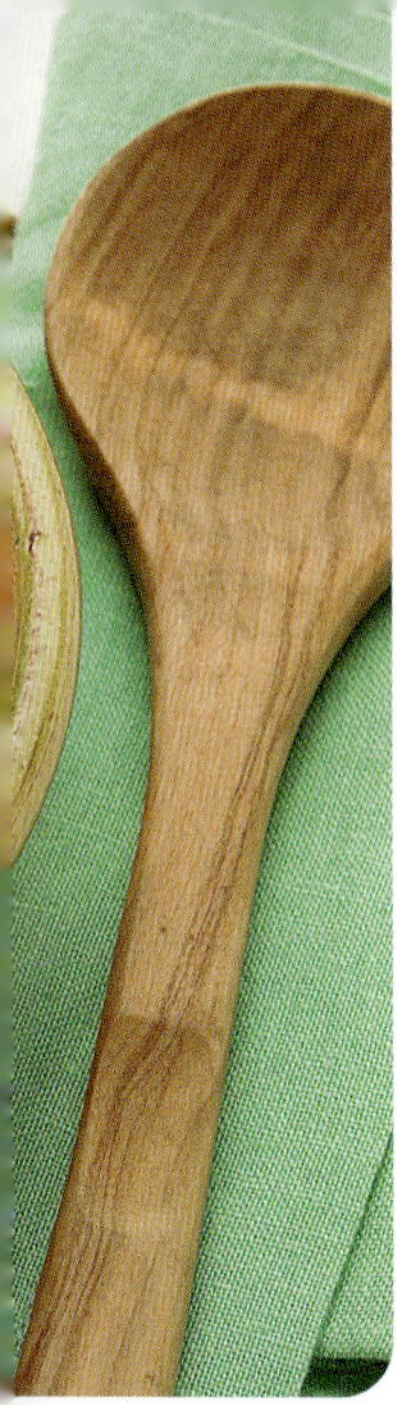

野菜のボルシチ風

作り方はP.128

役立つ栄養素

食物繊維
ビタミンB1
クエン酸
カプサイシン
など

役立つ食品

にんじん
こんにゃく
海藻類
きのこ類
レタス
など

体が必要とするエネルギー量を上回るエネルギーを摂取し続けると、体内に脂肪として蓄積され、肥満となってしまいます。肥満は体の働きに大きな負荷をかけ、臓器や組織の老化を早めます。その結果、心疾患、高血圧症、脂質異常症、糖尿病などを起こす原因にもなってしまいます。

毎回の食事量を適正にすることが理想ですが、食べ過ぎた次の食事は量を控えるなど、臨機応変な対処も有効です。また、ダイエットを成功させるに

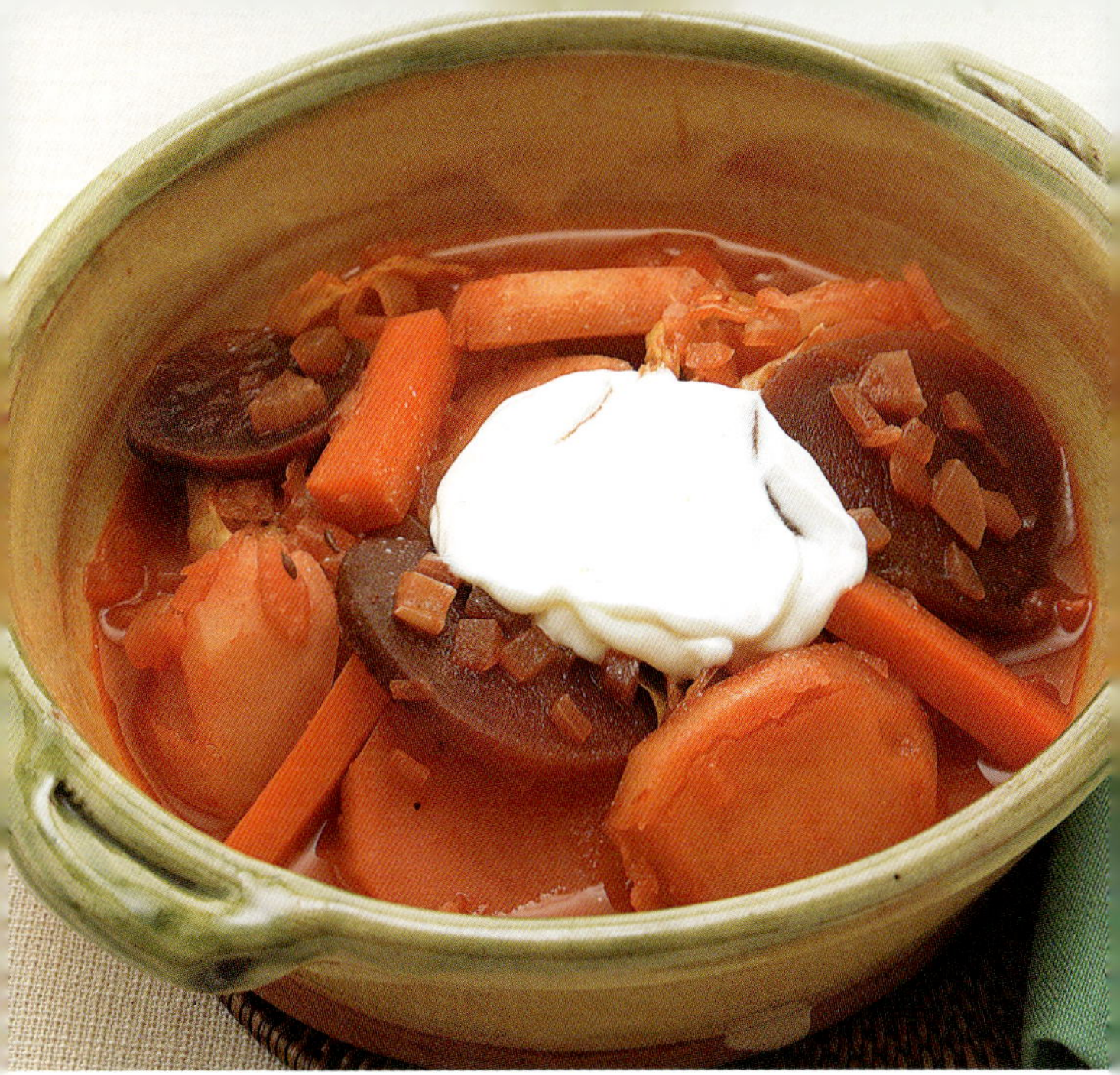

は、運動もあわせて行うことが大切です。

●役立つ栄養素と食品

摂取するエネルギーを低くする必要がありますから、低エネルギーで食物繊維やビタミンミネラルに富んだ食品をとることが大切です。

スープは満腹感を得られやすく、多くの栄養素の摂取が可能な、ダイエットにぴったりのものです。しかし、汁ごと飲むため、脂肪の多い肉やクリームをたくさんとってしまい、エネルギー過多になる可能性もあります。適切な食材選びを行いましょう。

野菜のボルシチ風

エネルギー	脂質	コレステロール	食物繊維	食塩
214 kcal	8.7 g	17 mg	5.5 g	1.3 g

ほかにも がん予防、美肌

材料（2人分）

キャベツ·たまねぎ·じゃがいも·ビーツ（缶詰）各100g　セロリ·にんじん各40g

キャラウェイシード適宜（なければ③でローリエを入れる）

Ⓐ［ビーツ缶の残り汁＋水2カップ　固形コンソメ1/2個］　バター10g　トマトピューレ1/2カップ　塩少々　Ⓑ［酢·はちみつ各小さじ1　こしょう少々］　サワークリーム20g

作り方

①キャベツはざく切り、たまねぎとセロリはあらみじん切り、じゃがいもは1cmにスライス、にんじんは薄めの拍子木切りにしておく。②大きめの鍋を火にかけバターを溶かし、たまねぎを炒める。キャラウェイシードを加えて炒め、セロリ、にんじん、じゃがいも、塩を入れてしばらく炒め、キャベツ、トマトピューレを加える。③❷の鍋に🅐を加え、30分煮る。
④ビーツと🅑を加えて軽く合わせ、味がなじんだら火を止める。皿に盛りつけ、サワークリームを飾る。

ささ身と豆腐のみそ汁

エネルギー	脂質	コレステロール	食物繊維	食塩
83 kcal	2.3 g	11 mg	0.9 g	1.7 g

ほかにも **不眠症**

材料（2人分）

鶏ささ身大1本　絹ごし豆腐75g　レタス30g
片栗粉適量　だし汁2カップ強　酒小さじ1
みそ大さじ1強

作り方

①ささ身は筋を除いて薄いそぎ切りにし、片栗粉を薄くまぶす。豆腐はさいの目切りにしておく。レタスは洗ってよく水気をきり、ひと口大にちぎっておく。
②だし汁を煮立てて酒を加える。余分な片栗粉を落としたささ身を落とし入れ、あくが出たら取りながら煮る。
③煮立ったら豆腐を加え1～2分煮て、みそを溶き入れる。
④器にレタスを入れ、その上から❸を盛る。

Memo

・ささ身に片栗粉をつけると肉のうまみが閉じこめられ、口当たりもよくなるが、つけ過ぎると味が落ちる。余分な粉を落とすのがポイント。

エリンギの土瓶蒸し風

エネルギー	脂質	コレステロール	食物繊維	食塩
41 kcal	0.4 g	3 mg	2.6 g	1.6 g

ほかにも **便秘、骨粗しょう症、高血圧症**

材料（2人分）

エリンギ60g　かまぼこ40g　糸みつば10g
すだち適宜　Ⓐ[干ししいたけ大2枚　昆布（5cm角）1枚　水400mL]　塩小さじ1/4

作り方

①鍋にⒶを入れ、半日置いておく。
②干ししいたけを取り出して石づきを取る。4等分にして鍋に戻し、鍋を弱火にかける。
③エリンギは4cm長さの薄切り、かまぼこは5mm幅、みつばは4cm長さに切っておく。
④沸騰直前に昆布を取り除き、エリンギと塩を加える。1分半加熱したらみつばを散らして火を止める。
⑤かまぼこを入れた器に汁を入れ、すだちをしぼる。

Memo

・みつばの代わりに、水菜や小松菜など、好きな旬の野菜を使用してもよい。
・すだちがなければレモン汁でもおいしい。

なぜ、スープがよいのでしょう？

●野菜をたっぷりとることができる

野菜摂取不足が深刻な問題となっていることから、厚生労働省は1日に350g以上の野菜を食べようと呼びかけています。この数字はあくまでも現代のライフスタイルにおいて摂取できるであろう数値であって、理想はこれ以上取ることが望ましいとされています。しかし、この量の野菜がサラダとしてお皿に盛られていたら……？　かなり食べることに努力を要しますが、煮込んだり、刻んだりして野菜のかさが減ったスープになっていれば、ずっと食べやすくなるのではないでしょうか。毎日野菜を取り入れたスープを食べ続ければ、野菜摂取量もぐっと増えるはずです。

●ダイエットをサポート

スープはダイエット中でもおすすめなメニューです。味つけもさまざまに工夫できますし、うまみや風味のとけこんだ水分をとることで、低エネルギーでも満腹感が得られやすいのです。

小腹がすいたときや、遅い時間の食事になってしまったとき、スープを取り入れるとよいと思います。

●加熱処理してあるので安全

一部のスープを除いては加熱した料理ですから、衛生面でも安全ですし、野菜もたくさんの量を食べることができます。市販のスープもたくさん出回っていますが、自分で作れば、何が入っているかわかるので、安心ですね。

●特別な調理器具や技術がいらない

鍋ひとつあればできる、それがスープです。たくさんの調理器具は必要がないので、ひとり暮らしの人でも作りやすく、大人数分なら分量を増やすだけでいいのです。

また、基本的には野菜や肉などの下処理をして、だしと煮込めばよいのですから、特別な技術はいりません。毎日の献立にすぐに取り入れることができます。

●食品をむだなく活用できる

スープは、冷蔵庫の残り物を整理するのに最適な料理。よほど相性が悪い食材でない限り、組み合わせが可能です。

たとえば、冷蔵庫に少しずつ残っている野菜を全部入れてみそ汁にしたり、余っているパセリやセロリなどを皮や軸ごとスープに利用したり……。さまざまな栄養素がたっぷり溶け出した汁（スープ）を丸ごと飲んでしまえば、水溶性ビタミンやコラーゲンなどのよい補給源になります。

●状況に合ったものを作ることができる

普通の食事をとることができないときもスープが助けてくれます。たとえば、噛んだり飲み込みがうまくできない高齢者、離乳食と普通食の間の乳幼児、発熱により食欲がない人、などなど。しっかりと煮込んでおけば、消化もよくなりますので、体調を整えてくれることでしょう。

また、温かいものを食べることにより、精神が安定し、体が温まります。

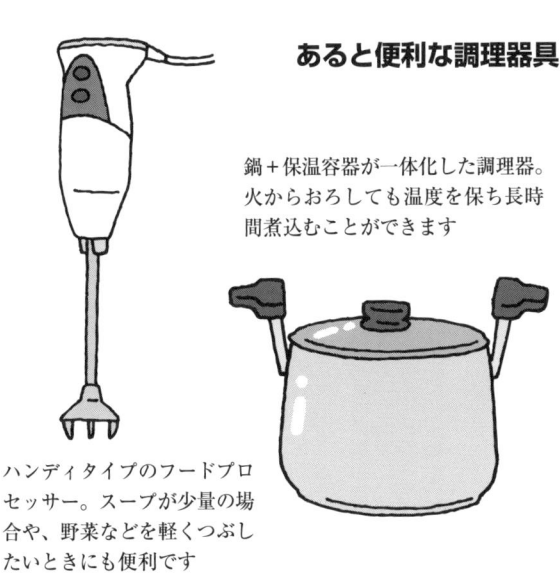

あると便利な調理器具

鍋＋保温容器が一体化した調理器。火からおろしても温度を保ち長時間煮込むことができます

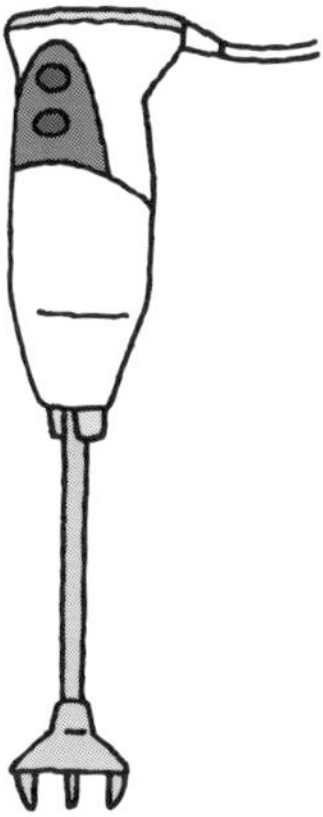

ハンディタイプのフードプロセッサー。スープが少量の場合や、野菜などを軽くつぶしたいときにも便利です

だしの取り方とおいしく作るコツ

●さまざまなだしの種類と取り方

だしには、家庭で昆布や野菜などを煮出すなどして作っただしと、これらを加工して作られた市販のだしがあります。

市販のだしは、さまざまな種類が選べますし、時間がないときでも手軽に利用できますが、手作りのだしは栄養価も高く、香りや風味がよいうえ、食塩摂取量を少なくすることができます。

和風だし

一番だし（具材が少ない汁物に使う）

材料：だし昆布6g　削りがつお12g　水4カップ

①昆布は乾いたふきんで表面を軽く拭く。
②水と昆布を鍋に入れ、弱火にかける。
③気泡が出てきたら昆布を出す（二番だしを取る場合は捨てないでおく）。
④削りがつおを一度に加え、あくが出てきたらすくう。
⑤沸騰したら火を止め1～2分置く。削りがつおが鍋底に沈んだらふきんでこす。

二番だし（具材が多い汁物に使う）

材料：一番だしで使った昆布と削りがつお

水2カップ

①一番だしで使った昆布と削りがつお、水を鍋に入れ、弱火で3〜4分煮出す。

②こし器でこす。

昆布水

材料：だし昆布10g　水4カップ

①水にだし昆布を一晩（7時間くらい）つけておくだけ。味が淡泊なので市販だしを加えてもよい。使用後の昆布は冷凍庫にためておき、まとめて佃煮などにするとよい。

洋風だし

ひき肉から取るブイヨン

材料：鶏ひき肉・豚ひき肉各100g　しょうが薄切り4〜5枚　ねぎ（青い部分）1〜2本分　水6カップ

①鍋にすべての材料を入れ、火にかける。沸騰するまでは、鍋底の肉がこびりつかないよう、ひき肉をほぐすように混ぜる。

②沸騰したらあくを取り、弱火にして30分煮る（あく取りシートを使うとよい）。

③ふきんでこす。

※ひき肉は鶏ガラなどよりも簡単に入手でき、本格的な味が出る。牛肉と豚肉の合びきでもよいが、脂分が多くエネルギー量が高くなってしまうので注意する。

※スープを取った後の肉は、肉みそやタコ

スミートなどとして使える。

野菜のスープストック

材料：たまねぎ1個　にんじん1本　セロリ1本　じゃがいも1個　ねぎ（青い部分）2本分　にんにく1片　ローリエ2枚　粒こしょう少々　水2リットル

①たまねぎ、にんじん、セロリ、じゃがいもはあらく刻む。ねぎ、にんにくはそのままでよい。

②野菜と水を鍋に入れて火にかける。沸騰したら弱火にして40分煮る。

③こし器でこす。

※肉の風味が欲しいときは、少量の鶏ガラだしの素を足すとよい。

※ほかにキャベツやパセリの枝、かぶなどを入れてもよい。セロリなど、香りの強い野菜は、たくさん入れ過ぎるとくせのあるスープになってしまうので注意する。

ブーケガルニ

材料：パセリ（軸でよい）　ローリエ　オレガノ　セロリ　タイム　クローブ　キャラウェイ　ローズマリー　バジルなど（少量ずつ3～4種類）

①葉のハーブ類は、たこ糸でまとめておく。乾燥しているもので散らばりそうな場合は、料理用の紙パックなどに入れて。

中華だし

鶏ガラだし

材料：鶏ガラ2羽分（500g）　ねぎ（青い部分）1本分　しょうがの薄切り3枚　水3リットル

①鍋にたっぷりの湯（分量外）を沸かし、鶏ガラを入れる。2分経ったら水に取り、血などをよく洗う。

②きれいな鍋に水と❶の鶏ガラ、ねぎ、しょうがを入れ強火にかける。沸騰したらあくを取り、ふたをせずに1時間煮る。

③ペーパータオルでこす。

※しょうがを粒こしょう（5〜6粒）にかえると、和洋中すべてに使える万能な鶏ガラだしができる。

市販のスープの素

市販のスープの素には、ビーフ、チキン、野菜、コンソメなど多種あり、形状も固形、顆粒、ペースト状などさまざまです。パッケージに書かれている分量や使用法などを守ってください。

また、商品によって含まれている食塩の量が異なるので、購入の際はしっかり確認を。はじめは少なめに入れて、味見をしながら調整していきます。

固形タイプを使用する際は、刻むかすりおろして入れるとよいでしょう。

●浮きみについて

レストランなどでは、スープの上に浮きみがのっていることがよくあります。スープと異なる食感や色を加えることで、全体を引き立たせているのです。身近にある好きなものをのせてみましょう。

和風：針しょうが、小ねぎ、ゆず皮など
洋風：砕いたクラッカー、細いせん切りの野菜、生クリーム、パセリなど

●スープをおいしく作るコツ

(1)汁を注ぎいれる前の「炒める」工程にしっかり時間をかける

煮込む前に炒める工程がある場合、しっかりと炒めておきましょう。手間はかかりますが、青くささを除いたり、甘みを出したり、煮込むときに味をしみやすくしたりするために大切な工程です。適宜かき混ぜながら炒め、汁を加えたらかき混ぜないのがポイントです。

(2)ぴったりの大きさの鍋を選ぶ

たとえば具だくさんのスープの場合、煮込みはじめは具が汁でしっかり隠れるくらい入れる必要があります。スープのレシピには、おおよその水の量が書かれていますが、鍋が大きいと汁が広がってしまい、具が隠れないことも。すると、火の通りが悪

くなってしまったり、味が均一でなくなってしまうことがありますので、すべての具が行儀よく並ぶ大きさを選んでください。

(3)煮込みには火加減とふたに気をつける

鍋に水や材料を入れた瞬間は火を強めて沸騰を待ち、沸騰したら火を弱めて表面がゆらゆら踊るくらいの火加減でコトコト煮ます。

だしを取ったり、あくを取り除く段階では、スープがにごるのを防ぐため、鍋のふたはしません。反対に、具材に火を通したり、味をしみこませたりする時には余分な蒸発を防ぐためにふたをします。必要に応じてふたを少しずらして置くようにしましょう。

(4)最後に味の微調整を行う

市販のだしを利用する場合、商品によって風味や食塩量が違いますし、ベーコンなど味のついた材料が入るときは、それによって味が左右されます。また、作る工程でも、鍋の性質や火加減などで水分の蒸発量などがかわってくることもあります。必ず最後に味見をして微調節をしましょう。とくに食塩は、はじめは少なめに入れておくことをおすすめします。

索引

病気・症状・目的別 索引

プロフィール

著●芹澤ともみ（せりざわ ともみ）

管理栄養士、American Overseas Dietetic Association 日本代表。

香川栄養専門学校卒業。病院や企業などで、栄養カウンセリングを行う（おもに生活習慣病）。現在は、東京在住の外国人も対象としている。また、保育者向けの食育講座を開いたり、研究機関の調査の食事分析に参加したりと、幅広く活躍中。

かんたん！ おいしい！ 健康スープ

著　者　**芹澤ともみ**

発行者　**宇野文博**

発行所　**株式会社　同文書院**

〒112-0002　東京都文京区小石川5-24-3
TEL（03）3812-7777　FAX（03）3812-7792
振替00100-4-1316

印　刷　**中央精版印刷株式会社**
製　本　**中央精版印刷株式会社**

ISBN978-4-8103-7772-9　Printed in Japan